U0273802

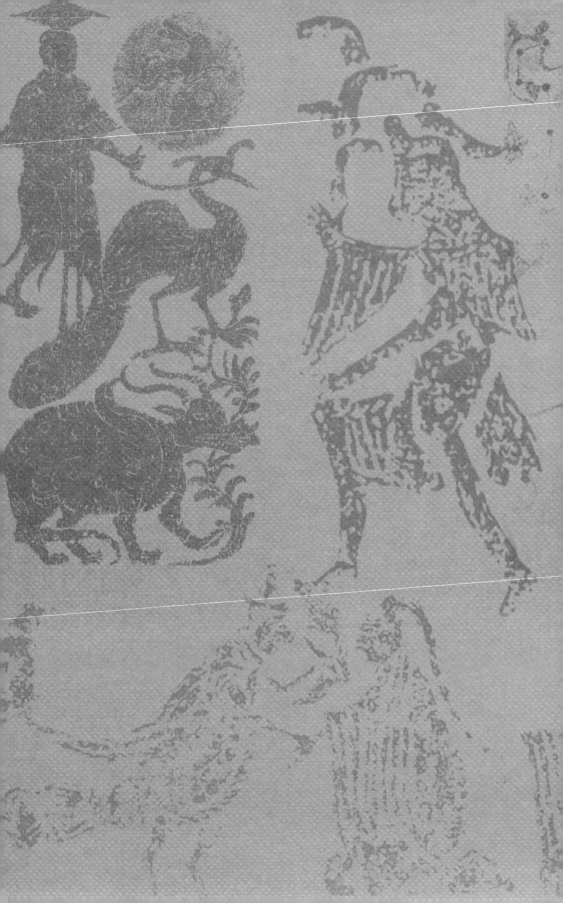

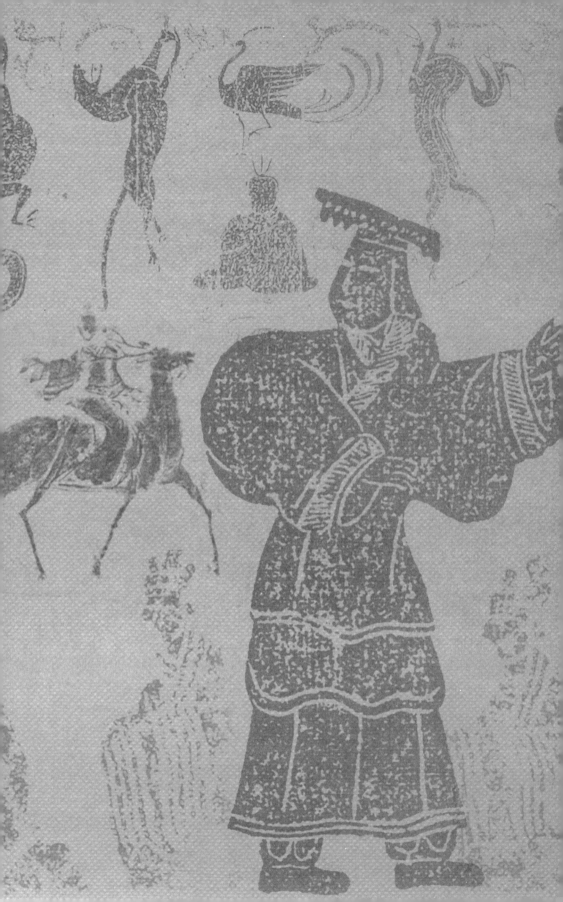

中国古医籍整理丛书

寒瘟条辨摘要

清·吕田 辑

张晓艳 校注

中国中医药出版社

·北 京·

图书在版编目（CIP）数据

寒瘟条辨摘要/（清）吕田辑；张晓艳校注. —北京：
中国中医药出版社，2015.12
（中国古医籍整理丛书）
ISBN 978 - 7 - 5132 - 2384 - 3

Ⅰ.①寒… Ⅱ.①吕…②张… Ⅲ.①伤寒（中医）-中
国-清代②温病学说-中国-清代 Ⅳ.①R254.1②R254.2

中国版本图书馆 CIP 数据核字（2015）第 019365 号

中 国 中 医 药 出 版 社 出 版
北京市朝阳区北三环东路 28 号易亨大厦 16 层
邮政编码 100013
传真 010 64405750
三河鑫金马印刷有限公司印刷
各地新华书店经销

*

开本 710×1000 1/16 印张 6.75 字数 37 千字
2015 年 12 月第 1 版 2015 年 12 月第 1 次印刷
书 号 ISBN 978 - 7 - 5132 - 2384 - 3

*

定价 20.00 元
网址 www.cptcm.com

项目专家组

顾　问　马继兴　张灿玾　李经纬

组　长　余瀛鳌

成　员　李致忠　钱超尘　段逸山　严世芸　鲁兆麟
　　　　　郑金生　林端宜　欧阳兵　高文柱　柳长华
　　　　　王振国　王旭东　崔　蒙　严季澜　黄龙祥
　　　　　陈勇毅　张志清

项目办公室（组织工作委员会办公室）

主　任　王振国　王思成

副主任　王振宇　刘群峰　陈榕虎　杨振宁　朱毓梅
　　　　　刘更生　华中健

成　员　陈丽娜　邱岳　王庆　王　鹏　王春燕
　　　　　郭瑞华　宋咏梅　周扬　范　磊　张永泰
　　　　　罗海鹰　王爽　王捷　贺晓路　熊智波

秘　书　张丰聪

前　言

　　中医药古籍是传承中华优秀文化的重要载体，也是中医学传承数千年的知识宝库，凝聚着中华民族特有的精神价值、思维方法、生命理论和医疗经验，不仅对于传承中医学术具有重要的历史价值，更是现代中医药科技创新和学术进步的源头和根基。保护和利用好中医药古籍，是弘扬中国优秀传统文化、传承中医学术的必由之路，事关中医药事业发展全局。

　　1949年以来，在政府的大力支持和推动下，开展了系统的中医药古籍整理研究。1958年，国务院科学规划委员会古籍整理出版规划小组在北京成立，负责指导全国的古籍整理出版工作。1982年，国务院古籍整理出版规划小组召开全国古籍整理出版规划会议，制定了《古籍整理出版规划（1982—1990）》，卫生部先后下达了两批200余种中医古籍整理任务，掀起了中医古籍整理研究的新高潮，对中医文化与学术的弘扬、传承和发展，发挥了极其重要的作用，产生了不可估量的深远影响。

　　2007年《国务院办公厅关于进一步加强古籍保护工作的意见》明确提出进一步加强古籍整理、出版和研究利用，以及

"保护为主、抢救第一、合理利用、加强管理"的方针。2009年《国务院关于扶持和促进中医药事业发展的若干意见》指出，要"开展中医药古籍普查登记，建立综合信息数据库和珍贵古籍名录，加强整理、出版、研究和利用"。《中医药创新发展规划纲要（2006—2020)》强调继承与创新并重，推动中医药传承与创新发展。

2003～2010年，国家财政多次立项支持中国中医科学院开展针对性中医药古籍抢救保护工作，在中国中医科学院图书馆设立全国唯一的行业古籍保护中心，影印抢救濒危珍本、孤本中医古籍1640余种；整理发布《中国中医古籍总目》；遴选351种孤本收入《中医古籍孤本大全》影印出版；开展了海外中医古籍目录调研和孤本回归工作，收集了11个国家和2个地区137个图书馆的240余种书目，基本摸清流失海外的中医古籍现状，确定国内失传的中医药古籍共有220种，复制出版海外所藏中医药古籍133种。2010年，国家财政部、国家中医药管理局设立"中医药古籍保护与利用能力建设项目"，资助整理400余种中医药古籍，并着眼于加强中医药古籍保护和研究机构建设，培养中医古籍整理研究的后备人才，全面提高中医药古籍保护与利用能力。

在此，国家中医药管理局成立了中医药古籍保护和利用专家组和项目办公室，专家组负责项目指导、咨询、质量把关，项目办公室负责实施过程的统筹协调。专家组成员对古籍整理研究具有丰富的经验，有的专家从事古籍整理研究长达70余年，深知中医药古籍整理研究的重要性、艰巨性与复杂性，履行职责认真务实。专家组从书目确定、版本选择、点校、注释等各方面，为项目实施提供了强有力的专业指导。老一辈专家的学术水平和智慧，是项目成功的重要保证。项目承担单位山东中医药大学、南京中医药大学、上海中医药大学、福建中医药大学、浙江省中医药研究院、陕西省中医药研究院、河南省中医药研究院、辽宁中医药大学、成都中医药大学及所在省市中医药管理部门精心组织，充分发挥区域间互补协作的优势，并得到承担项目出版工作的中国中医药出版社大力配合，全面推进中医药古籍保护与利用网络体系的构建和人才队伍建设，使一批有志于中医学术传承与古籍整理工作的人才凝聚在一起，研究队伍日益壮大，研究水平不断提高。

本着"抢救、保护、发掘、利用"的理念，该项目重点选择近60年未曾出版的重要古医籍，综合考虑所选古籍的保护价值、学术价值和实用价值。400余种中医药古籍涵盖了医经、基础理论、诊法、伤寒金匮、温病、本草、方书、内科、外科、女科、儿科、伤科、眼科、咽喉口齿、针灸推拿、养生、医案医话医论、医史、临证综合等门类，跨越唐、宋、金元、明以迄清末。全部古籍均按照项目办公室组织完成的行业标准《中医古籍整理规范》及《中医药古籍整理细则》进行整理校注，绝大多数中医药古籍是第一次校注出版，一批孤本、稿本、抄本更是首次整理面世。对一些重要学术问题的研究成果，则集中收录于各书的"校注说明"或"校注后记"中。

"既出书又出人"是本项目追求的目标。近年来，中医药古籍整理工作形势严峻，老一辈逐渐退出，新一代普遍存在整理研究古籍的经验不足、专业思想不坚定等问题，使中医古籍整理面临人才流失严重、青黄不接的局面。通过本项目实施，搭建平台，完善机制，培养队伍，提升能力，经过近5年的建设，锻炼了一批优秀人才，老中青三代齐聚一堂，有效地稳定了研究队伍，为中医药古籍整理工作的开展和中医文化与学术的传承提供必备的知识和人才储备。

本项目的实施与《中国古医籍整理丛书》的出版，对于加强中医药古籍文献研究队伍建设、建立古籍研究平台，提高古籍整理水平均具有积极的推动作用，对弘扬我国优秀传统文化，推进中医药继承创新，进一步发挥中医药服务民众的养生保健与防病治病作用将产生深远影响。

第九届、第十届全国人大常委会副委员长许嘉璐先生，国家卫生计生委副主任、国家中医药管理局局长、中华中医药学会会长王国强先生，我国著名医史文献专家、中国中医科学院马继兴先生在百忙之中为丛书作序，我们深表敬意和感谢。

由于参与校注整理工作的人员较多，水平不一，诸多方面尚未臻完善，希望专家、读者不吝赐教。

国家中医药管理局中医药古籍保护与利用能力建设项目办公室

二〇一四年十二月

许 序

"中医"之名立，迄今不逾百年，所以冠以"中"字者，以别于"洋"与"西"也。慎思之，明辨之，斯名之出，无奈耳，或亦时人不甘泯没而特标其犹在之举也。

前此，祖传医术（今世方称为"学"）绵延数千载，救民无数；华夏屡遭时疫，皆仰之以度困厄。中华民族之未如印第安遭染殖民者所携疾病而族灭者，中医之功也。

医兴则国兴，国强则医强。百年运衰，岂但国土肢解，五千年文明亦不得全，非遭泯灭，即蒙冤扭曲。西方医学以其捷便速效，始则为传教之利器，继则以"科学"之冕畅行于中华。中医虽为内外所夹击，斥之为蒙昧，为伪医，然四亿同胞衣食不保，得获西医之益者甚寡，中医犹为人民之所赖。虽然，中国医学日益陵替，乃不可免，势使之然也。呜呼！覆巢之下安有完卵？

嗣后，国家新生，中医旋即得以重振，与西医并举，探寻结合之路。今也，中华诸多文化，自民俗、礼仪、工艺、戏曲、历史、文学，以至伦理、信仰，皆渐复起，中国医学之兴乃属必然。

迄今中医犹为国家医疗系统之辅，城市尤甚。何哉？盖一则西医赖声、光、电技术而于 20 世纪发展极速，中医则难见其进。二则国人惊羡西医之"立竿见影"，遂以为其事事胜于中医。然西医已自觉将入绝境：其若干医法正负效应相若，甚或负远逾于正；研究医理者，渐知人乃一整体，心、身非如中世纪所认定为二对立物，且人体亦非宇宙之中心，仅为其一小单位，与宇宙万象万物息息相关。认识至此，其已向中国医学之理念"靠拢"矣，虽彼未必知中国医学何如也。唯其不知中国医理何如，纯由其实践而有所悟，益以证中国之认识人体不为伪，亦不为玄虚。然国人知此趋向者，几人？

国医欲再现宋明清高峰，成国中主流医学，则一须继承，一须创新。继承则必深研原典，激清汰浊，复吸纳西医及我藏、蒙、维、回、苗、彝诸民族医术之精华；创新之道，在于今之科技，既用其器，亦参照其道，反思己之医理，审问之，笃行之，深化之，普及之，于普及中认知人体及环境古今之异，以建成当代国医理论。欲达于斯境，或需百年欤？予恐西医既已醒悟，若加力吸收中医精粹，促中医西医深度结合，形成 21 世纪之新医学，届时"制高点"将在何方？国人于此转折之机，能不忧虑而奋力乎？

予所谓深研之原典，非指一二习见之书、千古权威之作；就医界整体言之，所传所承自应为医籍之全部。盖后世名医所著，乃其秉诸前人所述，总结终生行医用药经验所得，自当已成今世、后世之要籍。

盛世修典，信然。盖典籍得修，方可言传言承。虽前此 50 余载已启医籍整理、出版之役，惜旋即中辍。阅 20 载再兴整理、出版之潮，世所罕见之要籍千余部陆续问世，洋洋大观。

今复有"中医药古籍保护与利用能力建设"之工程，集九省市专家，历经五载，董理出版自唐迄清医籍，都 400 余种，凡中医之基础医理、伤寒、温病及各科诊治、医案医话、推拿本草，俱涵盖之。

噫！璐既知此，能不胜其悦乎？汇集刻印医籍，自古有之，然孰与今世之盛且精也！自今而后，中国医家及患者，得览斯典，当于前人益敬而畏之矣。中华民族之屡经灾难而益蕃，乃至未来之永续，端赖之也，自今以往岂可不后出转精乎？典籍既蜂出矣，余则有望于来者。

谨序。

第九届、十届全国人大常委会副委员长

许嘉璐

二〇一四年冬

王 序

中医学是中华民族在长期生产生活实践中，在与疾病作斗争中逐步形成并不断丰富发展的医学科学，是中国古代科学的瑰宝，为中华民族的繁衍昌盛作出了巨大贡献，对世界文明进步产生了积极影响。时至今日，中医学作为我国医学的特色和重要医药卫生资源，与西医学相互补充、相互促进、协调发展，共同担负着维护和促进人民健康的任务，已成为我国医药卫生事业的重要特征和显著优势。

中医药古籍在存世的中华古籍中占有相当重要的比重，不仅是中医学术传承数千年最为重要的知识载体，也是中医为中华民族繁衍昌盛发挥重要作用的历史见证。中医药典籍不仅承载着中医的学术经验，而且蕴含着中华民族优秀的思想文化，凝聚着中华民族的聪明智慧，是祖先留给我们的宝贵物质财富和精神财富。加强对中医药古籍的保护与利用，既是中医学发展的需要，也是传承中华文化的迫切要求，更是历史赋予我们的责任。

2010 年，国家中医药管理局启动了中医药古籍保护与利用能力建设项目。这既是传承中医药的重要工程，也是弘扬优秀民族文化的重要举措，不仅能够全面推进中医药的有效继承和创新发展，为维护人民健康做出贡献，也能够彰显中华民族的璀璨文化，为实现中华民族伟大复兴的中国梦作出贡献。

相信这项工作一定能造福当今，嘉惠后世，福泽绵长。

国家卫生与计划生育委员会副主任

国家中医药管理局局长

中华中医药学会会长

王国强

二〇一四年十二月

马 序

新中国成立以来，党和国家高度重视中医药事业发展，重视古籍的保护、整理和研究工作。自 1958 年始，国务院先后成立了三届古籍整理出版规划小组，分别由齐燕铭、李一氓、匡亚明担任组长，主持制订了《整理和出版古籍十年规划(1962—1972)》《古籍整理出版规划（1982—1990)》《中国古籍整理出版十年规划和"八五"计划（1991—2000)》等，而第三次规划中医药古籍整理即纳入其中。1982 年 9 月，卫生部下发《1982—1990 年中医古籍整理出版规划》，1983 年 1 月，中医古籍整理出版办公室正式成立，保证了中医古籍整理出版规划的实施。2002 年 2 月，《国家古籍整理出版"十五"(2001—2005）重点规划》经新闻出版署和全国古籍整理出版规划领导小组批准，颁布实施。其后，又陆续制定了国家古籍整理出版"十一五"和"十二五"重点规划。国家财政多次立项支持中国中医科学院开展针对性中医药古籍抢救保护工作，文化部在中国中医科学院图书馆专门设立全国唯一的行业古籍保护中心，国家先后投入中医药古籍保护专项经费超过 3000 万元，影印抢救濒危珍、善、孤本中医古籍 1640 余种，开展了海外中医古籍目录调研和孤本回归工作。2010 年，国家财政部、国家中医药管理局安排国家公共卫生专项资金，设立了"中医药古籍保护与利用能力建设项目"，这是继 1982～1986 年第一批、第二批重要中医药古籍整理之后的又一次大规模古籍整理工程，重点整理新中国成立后未曾出版的重要古籍，目标是形成并普及规范的通行本、传世本。

为保证项目的顺利实施，项目组特别成立了专家组，承担咨询和技术指导，以及古籍出版之前的审定工作。专家组中的许多成员虽逾古稀之年，但老骥伏枥，孜孜不倦，不仅对项目进行宏观指导和质量把关，更重要的是通过古籍整理，以老带新，言传身教，培养一批中医药古籍整理研究的后备人才，促进了中医药古籍保护和研究机构建设，全面提升了我国中医药古籍保护与利用能力。

作为项目组顾问之一，我深感中医药古籍保护、抢救与整理工作的重要性和紧迫性，也深知传承中医药古籍整理经验任重而道远。令人欣慰的是，在项目实施过程中，我看到了老中青三代的紧密衔接，看到了大家的坚持和努力，看到了年轻一代的成长。相信中医药古籍整理工作的将来会越来越好，中医药学的发展会越来越好。

欣喜之余，以是为序。

中国中医科学院研究员

马继兴

二〇一四年十二月

校注说明

《寒瘟条辨摘要》刊刻于清嘉庆十六年，是一部辨治瘟疫理、法、方、证、治具全的参考著作。全书分上下两卷。

一、作者及成书

《寒瘟条辨摘要》乃清代吕田辑。吕田，字硕平，一字心斋，号春圃，河南新安人。其生卒及生平不详。

吕氏在治学之余，兼精于医，善治时病，学验俱丰。其对清代陈三锡及杨栗山辨治瘟疫之法十分推崇，故摘取陈、杨二家之言，辑成《寒瘟条辨摘要》。

二、版本源流及底、校本的选择

本书刊行后，流传甚广，经多次刊刻，现存版本有二十余种。主要有清嘉庆十六年辛未新繁沈氏刻本、清道光四年甲申刻本、清咸丰七年丁巳蜀西天山水氏刻本、清咸丰九年己未曲沃裴氏刻本、清同治一年壬戌陕西韩城师长怡刻本、清同治十年愿学堂藏板、清光绪十一年乙酉温州府署博古斋刻本、清光绪十二年丙戌常德府善堂刻本、清光绪十五年己丑浙江书局刻本、清光绪二十二年丙申潮州刻本、清光绪三十年甲辰澄斋刻本精读龙光斋穆氏藏板、清光绪三十年甲辰京都恽氏刻本、清刻本、1920年董迈圣抄本等版本。

另外一些版本，或因记载有误实查佚失，或因版本状况不明而未予采用。

本次整理以清嘉庆十六年辛未新繁沈氏刻本为底本，该本既系初刻，又系足本，版式清晰，文字清楚，内容完整，故作为此次校注的底本。

以道光四年甲申刻本为主校本，该本在版式、书目内容方面与嘉庆十六年辛未新繁沈氏刻本有较大差异，与底本分属不同版本系统，且内容完整，印刷精美，故选为主校本，下文称其为"道光本"。此后，咸丰、同治、光绪年间虽多次刊印，但从版式、字体、内容等多方考证后证实，诸本皆为道光本的重刻本（考证详见校注后记）。

他校本则取《二分晰疑》之清光绪四年戊寅铅印本、《伤寒瘟疫条辨》之人民卫生出版社据清乾隆五十年刻本点校本。

本书在校注中，还以《素问》《灵枢》《周易》《伤寒论》《温疫论》等书为旁校，并参考陆文彬先生发表于《河南中医》1981 年第 1 期的《吕田〈瘟疫条辨摘要〉研讨》、王永宽先生发表于《中州学刊》2012 年第 1 期的《明末至清代新安吕氏家族世系与支派考略》等文章。

三、校勘原则及体例

本次校注以尊重原著、尽量保持原貌为原则，主要对底本进行了标点、校勘及注释。具体问题的处理，条列如下：

1. 底本为繁体字竖排本，本次整理改为简体字横排，并加以规范的现代标点符号。

2. 底本有误，据校勘依据予以纠正，出是非性校记。底本与校本互异，义均可通，底本义胜者不出校记，校本义胜者出倾向性校记。

3. 底本中的冷僻费解字予以注音，采用汉语拼音加同音字注音的方法。

4. 凡通假字，用"……通……"表示。首见出注说明。

5. 凡古今字，用"……同……"表示。首见出注说明。

6. 生僻难明之典故出简注，并指明出处。

7. 底本中的异体字统一以规范字律齐，不出校。

8. 底本中字形属一般笔画之误，校注时径改，不出校记。

9. 底本中的方位词"右""左"表示"上""下"之意时，径改为"上""下"，不出校记。

10. 卷上正文后有"寒瘟条辨摘要卷上终"，卷下正文后有"寒温条辨摘要卷下终"，校注时删去。

11. "辨证"的"辨"字，底本中皆为"辩"，校注时改为"辨"，不出注。

12. 底本中夹注的内容，以小号字另标。

13. 底本目录原分置于上下卷之首，本次整理将目录重新编排并置于正文之前。

寒瘟条辨摘要引言

汉长沙太守张仲景《伤寒论》为方书之祖，其治伤寒诸方于今为烈①，惟于瘟病温从冫，后人省冫加疒为瘟，即温字仅有刺穴之法，而世失其传。后人不明其义，凡于春温夏热、外感内伤以及阴虚内热等证，执守成方，概以伤寒施治，张冠李戴，其诒误岂浅鲜哉。是以河间、东垣、丹溪继起，详为发明，有功天下后世良多，此薛立斋所以有"外感遵仲景，内伤法东垣，热病用河间，杂证用丹溪"之通论也。惜于瘟病治法，犹未发其奥妙。吴又可之《瘟疫论》出世，人咸奉以为金科玉律矣，然尚泥于膜原之说。若逢初得即中阴阳毒、脉伏、体厥及一切暴证、急证，乃疾雷不及掩耳，必待离于膜原，然后议下，恐亦不可救药也。且如三消饮②中用草果、羌、葛等味温中发表，与亢阳之证颇不相宜。博采瘟疫良方，莫如陈三锡所著《二分晰疑》一书之简当详明。自夏邑杨栗山著《伤寒瘟疫条辨》，妙会张仲景治瘟疫可刺五十九穴之义，而又以后贤诸书神明而化裁之，为之条分缕析，使寒瘟之辨朗若列眉，实发前人未发之覆，启千古不传之秘。医者倘即此而精研之，凡治瘟疫，当无复有含冤者矣。但其书尚未广传，即豫省坊间亦无市③本，虽于瘟疫盛行时举其说以告行医诸君子，又恐其少见多怪也。呜呼！斯人何辜遭此疫疬，而又为庸医所误，致有合家殒灭而

---

① 烈：光明，显赫。
② 三消饮：原作"达原饮"，据道光本改。
③ 市：售卖。

莫之或悟者。窃心伤之，因以砚田①余力，出其三折一得之见，爰即陈、杨二家言，特为《摘要》一卷，略明大义，备载证脉，条列治法，虽不尽详言其所以然之故，而大要已具，使第依样葫芦，按证施治，固未有不愈者也。若其因应随机，神明变化，则又存乎其人耳。录成特书微意，以弁②诸首。

嘉庆辛未③新安吕田书于横山澹成轩

---

① 砚田：砚台。文人恃文墨为生，故谓砚为砚田。
② 弁（biàn 便）：置于前面。
③ 嘉庆辛未：嘉庆十六年，即 1811 年。

目　录

卷　上

瘟病根源证治与伤寒不同辨

伤寒得天地之常气，冬寒之月，邪气外感，风寒外入，从肌肤入，自气分传于血分，治法以发表为第一义。故未见里证者，一发汗而邪即解。瘟病得天地之杂气即天地之疠气，四时皆有，春夏较多，而于兵荒之后尤甚。沿门合境，每相传染，谓之瘟疫。与伤寒之不传染人自有异也，此邪从口鼻入，中于三焦，自血分发出气分，治法以涤秽为第一义吴又可曰：大凡客邪贵乎早治，须乘人之气血未乱，肌肉未消，津液未耗，病人不至危殆，投剂不至掣肘，愈后亦易平复。欲收万全之策者，不过知邪之所在，早拔去病根为要耳。此所以注意逐邪，不拘结粪也，**故虽有表证**瘟证凡见表证皆里证，郁滞浮越于外也，**一发汗而内邪愈炽**吴氏曰：医见有里复有表，乃引经论先发其表，乃攻其里，此大谬也。以上分别伤寒、瘟疫，了如指掌，最宜著意认识，庶不入于歧路。近时治瘟疫者，每以治伤寒方治之，即不用辛温发散之品，亦有用九味羌活汤或达原饮、三消饮，温覆汗之，不然则小柴胡和之，非发汗过多即和解耽延，往往变为亡阳、越经等证，遗误不浅，不得不辨。或用鲜薄荷连根捣取自然汁服，能散一切风毒，然非瘟病始发之要药也，临证慎之。或曰《内经》云：冬伤于寒，春必病瘟。何也？杨栗山曰：冬伤于寒，谓人当冬时受寒气也；春必病瘟，谓人到来春必病瘟，亦犹曰人之伤于寒也则为病热云耳。东垣云：其所以不病于冬而病于春者，以寒水居卯之分①，方得其权，大寒之令复行于春，开发腠理，少阴不藏，辛苦之人阳气外泄，谁为鼓舞，阴精内枯，谁为滋养。生化之源已绝，身之所存者，热也。故《内经》又云：冬不藏精，春必病瘟。此水衰火旺，来春其病未有不发热者，与瘟病何涉。瘟病者，疵疠②之杂气，非冬时之常气也。肾虚人易为杂气所侵则有之，非谓伤于寒则为瘟病也。经何以不曰瘟病而必曰病瘟乎？盖温者热之始，热者温之终也，岂诸家所谓瘟病者哉。特辨此以正前人注释之谬。按晋王叔和《序例》云：冬时严寒杀厉之气，中而即病者为伤寒；中而不即病者，寒毒藏于肌肤，至春变为瘟病，至夏变为暑病，瘟、暑之病本于伤寒而得之。此论一出，印定后人耳目，未有不以治伤寒方治瘟病者，仍讹踵谬，牢不可破。不思寒毒杀厉之气如何藏于肌肤浅浮之处，犹能旷日持久，安然无恙，至春夏而始发作邪③。此亦可不烦言，而知其说之误矣。

杂气说_{节录}

杂气者，天地一切不正之气。杨栗山曰：毒雾之来也无端，烟瘴之来也无时。湿热熏蒸之恶秽，无穷无数，兼

---

① 分（fèn 奋）：职分。
② 疵（cī 呲）疠：比喻邪恶。
③ 邪（yé 爷）：同"耶"。

以饿殍在野，骴骼①之掩埋不厚，甚有死尸连床，魄汗之淋漓自充，遂使一切不正之气升降流行于上下之间。凡在气交中无可逃避，虽童男室女以无漏之体，富贵丰亨以幽闲之思，且不能不共相渐染，而辛苦之人可知矣，贫乏困顿之人又岂顾问哉。《语》云：大兵之后必有大荒，大荒之后必有大疫。疵疬旱潦之灾，禽兽草木往往不免，而况于人乎。观此益知瘟病根源绝非冬来之常气矣。

按：吴又可曰：杂气之所至无时，所著无方，故有发于一乡一邑而他处安然无有者，亦非年岁四时，五运六气之所可拘也。其所著《杂气论》亦可互参。

瘟病与伤寒六经证治不同辨此辨六经形证甚悉，临证详之，自知何证为何经矣

凡伤寒冬月为正伤寒，足太阳膀胱经从头顶贯腰脊，故头痛，项强，身痛，发热，恶寒。然风寒常相因，寒则伤荣，头痛，恶寒，脉浮紧，无汗，麻黄汤主之，开发腠理以散寒，得汗而愈。风则伤卫，头痛，恶风，脉浮缓，有汗，桂枝汤主之，充塞腠理以消风，汗止而愈。若风寒并受，荣卫俱伤，头痛，发热，无汗，烦躁，大青龙汤主之。此三方者，冬月天寒腠密，非辛温不能发散，故宜用也此言治冬月正伤寒表证，若用以治瘟病，未有不死者也。若夫春夏之

---

① 骴（zì字）骼：指尸体。

瘟病<small>冬月患瘟病者有之，断未有春夏而为伤寒者</small>，其杂气从口鼻而入，伏郁中焦，流布上下，一发则炎炎炽甚，表里枯涸。其阴气不荣，断不能汗，亦不可汗，邪不在表也，宜以辛凉苦寒清泻为妙。轻则清之，神解、清化、芳香之类；重则下之，增损双解、加味凉膈、升降之类消息治之。伤寒汗后热不退，此阴阳交而魂魄离也，证亦危矣。势稍缓者，宜更汗之。若反剧，烦躁者，必有夹食夹痰，兼有宿病，当寻其源而治之。若发热，烦躁，小便不利，为热入膀胱之本，五苓散主之。瘟病清后，烧热不退，脉洪滑数或沉伏，表里皆实，谵语狂越，此热在三焦也，加味六一汤、解毒承气汤大下之。伤寒传至阳明则身热，目痛，鼻干，不得卧，葛根汤；表里俱盛，口渴引饮，脉洪大，此在经之热也，宜白虎汤。传至少阳，为半表里之经，往来寒热，胁满口苦，耳聋，干呕，默默不欲食，小柴胡汤加减和之。若瘟疫见此证，宜增损大柴胡汤治之。过此不解，则入阳明之府①。表证悉罢，名为传里。若瘟疫则邪热本在里，潮热谵语，唇焦舌燥，大便燥秘，脉沉实长洪。如痞、满、燥、实四证皆具，大承气汤主之；但见满、燥、实三证，邪在中焦，以调胃承气汤，不用枳、朴，恐伤上焦之气；若只见痞满二证，邪在上焦，以小承气汤，不用芒硝，恐伤下焦之血也。小腹急，大便黑，小

---

① 府：同"腑"。

便自利，喜忘如狂，蓄血也，桃仁承气汤、代抵当汤丸。湿热发黄，但头汗，茵陈汤。伤寒下后，烧热不退，胸中坚满不消，脉尚数实者，此为下之未尽，或下后一二日复发喘满者，并可用大柴胡汤或六一顺气汤复下之。若下后仍不解，宜详虚实论治。如脉虚人弱，发热，口干舌燥，不可更下，小柴胡汤、参胡三白汤和之。瘟病下后，厥不回，热仍盛不退者，危证也。如脉虚人弱，不可更下，黄连解毒汤、玉女煎清之，不能不下，黄龙汤主之。若停积已尽，邪热愈炽，脉微气微，法无可生。至此，下之死，不下亦死，用大复苏饮清补兼施，宣散蓄热，脉气渐复，或有得生者。《医贯》以六味地黄丸料大剂煎服以滋真阴，此亦有理。若伤寒腹满，嗌干，则知病在太阴也。口燥咽干而渴，则知病在少阴也。烦满囊缩而厥，则知病在厥阴也。邪至三阴，脉多见沉，倘沉有力，此从三阳传于三阴热证也，外虽有厥逆、自利、欲寝、舌卷囊缩等证，所谓阳极发厥，只该清之、下之，自是桂枝加大黄、承气、六一一派。若本是阳证，因汗下太过，阳气已脱，遂转为阴证，夫邪在三阳，其虚未甚，正气与邪气相搏而为实热之证；邪至三阴，久而生变，甚虚之证也。气血津液俱亡，不能胜其邪之伤，因之下陷而里寒之证作矣。此热变为寒之至理，脉必沉而无力，证见四肢厥逆，心悸惕眴，腹痛，吐利，畏寒战栗，引衣踡卧，急宜温之、补之。阳虚者，附子四逆；阴虚者，理阴补阴。伤寒多有此证，瘟病无阴证。热变为寒，百不一出，此辨瘟病与伤寒六经正治之要诀也。盖伤寒之邪，风寒外感，始中太阳者十八九；瘟病之邪，直行中道，初起阳明者十八九，信乎。治疗之宜早，而发表清里之宜谛当也。倘审之不当而误治之，即成坏病，可不慎与此书本为瘟病而设，凡治伤寒方姑不具载。

　　按：《伤寒论》曰：凡治瘟病，可刺五十九穴。成注：泻诸阳之热逆，泻胸中之热，泻胃中之热，泻四肢之热，泻五脏之热也。观此可知，瘟病治法与伤寒温覆发散之法划然两途。又《平脉篇》曰：寸口脉阴阳俱紧。此明与伤寒脉浮紧、浮缓不同。复继之曰：清邪中于上焦，浊邪中于下焦，阴中于邪，则又与伤寒证行身背、行身前、行身侧之迥别矣。自王叔和伏寒之论出，而世人无不以瘟病为伤寒，无不以伤寒方治瘟疫病。致使仲景良法①长晦，无惑乎！喻氏②谓一盲引众盲，相将入火坑也，此言虽近于慢③骂，实则救人之婆心耳。余故特揭经言于此，以告当时医瘟病者。且为进一言曰，曾是《伤寒论》而犹不足取信与。

四损不可正治辨

　　凡人大劳、大欲及大病、久病，或老人枯槁，气血两

---

① 良法：此后道光本有"精义千古"四字，此处疑脱。
② 喻氏：指清代医家喻嘉言。
③ 慢：慢，同"漫"。

虚，阴阳并竭，名曰四损。真气不足者，气不足以息，言不足以听，或欲言而不能，感邪虽重，反无胀满痞塞之证。真血不足者，通身痿黄，两唇刮白，素或吐血、衄血、便血，妇人则崩漏、产后失血过多，感邪虽重，面目反没赤色。真阳不足者，或厥逆，或下利，肢体畏寒，口鼻气冷，感邪虽重，反无燥渴谵妄之状。真阴不足者，肌肤甲错，五液干涸，应汗不汗，应厥不厥，辨之不明，伤寒误汗，瘟病误下，以致津液愈为枯涸，邪气滞塞，不能转输也。凡遇此等，不可以常法正治。正治不愈者，损之至也。一损二损尚可救援，三损四损，神功亦无施矣。

杨栗山曰：病有纯虚纯实，非清则补，有何乘除。设有既虚且实者，清补间用，当详孰先孰后，从多从少，可缓可急，方见医家本领。予丙子①在亳，生员张琴斯正年六旬，素多郁结，有吐血证，岁三五犯，不以为事也。四月间忽发热，头痛，身痛，不恶寒而作渴，乃瘟病也。至第二日，吐血倍常，更觉眩晕，大热，神昏，手足战掉，咽喉不利，饮食不进。病家、医家但见吐血，便以发热、眩晕、神昏为阴虚，头痛、身痛、战掉为血虚，非大补不可救，不察未吐血以前有发热、作渴、头痛、身痛之证也。予曰：旧病因瘟病发，脱血为虚，邪热为实，是虚中有实证也，不可纯补。予用炙甘草汤按：原方炙草二钱，阿胶二

---

① 丙子：指清乾隆二十一年，公历 1756 年。

钱，麻仁去皮四钱，寸冬四钱，生地八钱，桂枝二钱，人参一钱，生姜二钱，大枣五枚。薛氏加当归、枣仁炒三钱，五味一钱去桂枝，加白芍、熟地、犀角、僵蚕、蝉蜕，二服血已不吐，诸证减去七分。举家归功于参，均欲速进，禁之不听。又进一服，遂觉烦热作，胸腹痞闷，遍身不舒，终夜不寐，时作寒热，谵语。予曰：诸证皆减，初补之功也。此乃本气空虚，以实填虚，不与邪搏，所余三分之热乃邪热也。若再补，则以实填实，邪气转炽，故变证蜂起，遂与太极丸微利之而愈。后以劳复，用柴胡三白汤治之愈。后又食复，以栀子厚朴汤加神曲六钱而愈。引而伸之，触类而长之，可以应无穷之变矣。

瘟病与伤寒不同诊脉议 诸书未载，独见《伤寒瘟疫条辨》

凡瘟病，脉不浮不沉，中按洪长滑数，右手反盛于左手，总由怫热郁滞，脉结于中故也。若左手脉盛，或浮而紧，自是感冒风寒之病，非瘟病也。

凡瘟病脉，伏热在中，多见于肌肉之分而不甚浮。若热郁少阴，则脉沉伏欲绝，非阴脉也，阳邪闭脉也。

凡伤寒，从外之内，从气分入，始病发热恶寒，一二日不作烦渴，脉多浮紧，不传三阴，脉不见沉。瘟病，从内达外，从血分出，始病不恶寒而发热，一热即口燥咽干而渴，脉多洪滑，甚则沉伏，此发表、清里之所以异也。

凡浮诊、中诊，浮大有力，浮长有力，伤寒得此脉自当发汗，此麻黄、桂枝证也。瘟病始发虽有此脉，切不可发汗，乃白虎、泻心证也。生死关头，全于此分按：泻心当是大黄黄连泻心汤，方用大黄、黄连、黄芩，非附子泻心等方也。

凡瘟病，内外有热，沉伏，不洪不数，但指下沉涩而小急，断不可误认为虚寒。若以辛温之药治之，是益其热也。所以伤寒多从脉，瘟疫多从证。盖伤寒风自外入，循经传也。瘟病怫热内炽，溢于经也。

凡伤寒，始太阳，发热头痛而脉反沉者，虽曰太阳，实见少阴之脉，故用四逆汤温之。若瘟病始发，未尝不发热头痛而脉见沉涩小急，此伏热之毒滞于少阴，不能发出阳分，所以身大热而四肢不热者，此名厥。正杂气怫郁，火邪闭脉而伏也，急以咸寒大苦之味大清大泻之，断不可误为伤寒太阳始病反见少阴脉沉而用四逆汤温之，温之则坏事矣。又不可误为伤寒阳厥，慎不可下，而用四逆散，和之则病甚矣。盖郁热亢闭，阳气不能交接于四肢，故脉沉而涩，甚至六脉俱绝，此脉厥也；手足逆冷，甚至通身冰冷，此体厥也。即仲景所谓阳厥，厥浅热亦浅，厥深热亦深也。下之断不可迟，非见真守定，通权达变者不足语此。

凡瘟病，脉中诊洪长滑数者轻，重则脉沉伏，甚则闭绝。此辨瘟病与伤寒脉浮脉沉异治之要诀也。

凡瘟病，脉洪长滑数兼缓者易治，兼弦者难治。

凡瘟病，脉沉涩小急，四肢厥逆，通身如冰者危。

凡瘟病，脉两手闭绝者，或一手闭绝者危。

凡瘟病，脉沉涩而微，状如屋漏者死。

凡瘟病，脉浮大而散，状若釜沸者死。

杨栗山曰：伤寒、瘟病，必须诊脉施治，有脉与证相应者，则易于识别；有脉与证不相应者，却宜审缓急，或从脉，或从证，务要脉证两得。即如表证脉不浮者，可汗而解；里证脉不沉者，可下而解。以邪气微，不能牵引、抑郁正气，故脉不应。下利脉实，有病愈者，但得证减，复有实脉，乃天年脉也。又脉法之辨，以洪滑者为阳为实，以微弱者为阴为虚，不待问也。然仲景曰：若脉浮大者，气实血虚也。《内经》曰：脉大四倍以上为关格①，皆为真虚。陶氏②曰：不论浮沉大小，但指下无力，重按全无，便是阴脉。此洪滑之未必尽为阳也。仲景曰：其脉如有如无，附骨乃见，沉微细脱，乃阴阳潜伏闭涩之候。陶氏曰：凡内外有热，其脉沉伏，不洪不数，指下沉涩而小急，是为伏热。此微弱之未必尽为阴也、虚也。夫脉原不可一途而取，须以形色声音、神气证候彼此相参，以决死生安危，方为尽善。所以古人望闻问切，四者缺一不可。

瘟病以辨证为要其状多端特为揭出以便认识

如头痛，眩晕，胸膈胀闷，心腹疼痛，呕，哕，吐食

---

① 关格：指阴阳离决之脉象。语出《灵枢·终始》。
② 陶氏：指陶弘景。南朝齐梁时期医药学家，字通明，号华阳隐居。撰《本草经集注》等书。

者；如内烧作渴，上呕下泻，身不发热者；如憎^①寒壮热，一身骨节酸痛，饮水无度者；如四肢厥冷，身凉如冰而气喷如火，烦躁不宁者；如身热如火，烦渴引饮，头面猝肿其大如斗者；如咽喉肿痛，痰涎壅盛，滴水不能下咽者；如遍身红肿，发块如瘤者；如斑疹杂出，有似丹毒风疮^②者；如胸高胁起，胀痛，呕如血汁者；如血从口鼻出，或目出，或牙缝出，毛孔出者；如血从大便出，甚如烂瓜肉、屋漏水者；如小便涩淋如血，滴点作痛不可忍者；如小便不通，大便火泻无度，腹痛，肠鸣如雷者；如便清泻白，足重难移者；如肉眴筋惕者；如舌卷囊缩者；如舌出寸许，绞扰不住，音声不出者；如谵语狂乱，不省人事，如醉如痴者；如头痛如破，腰痛如折，满面红肿，目不能开者；如热盛神昏，形如醉人，哭笑无常，目不能闭者；如手舞足蹈，见神见鬼，似风^③癫狂祟者；如误服发汗之药，变为亡阳之证而发狂叫跳，或昏不识人者。外证不同，受邪则一，凡未曾服过他药者，无论十日、半月、一月，但服升降散，无不辄效。

---

① 憎：原作"增"，据道光本改。

② 风疮：病名，又名胎毒疮疥。因胎毒所致。症见初如干癣，后则脓水淋漓，或结靥成片。

③ 风：同"疯"。

大头六证乃瘟病之最重且凶者
伤寒无此证故特揭出之

大头者，天行疵疠之杂气，人感受之，壅遏上焦，直犯清道，发之为大头瘟也。世皆谓风寒闭塞而成，是不知病之来历者也。若头颠、脑后、项下及耳后赤肿者，此邪毒内蕴，发越于太阳也。鼻额、两目并额上、面部焮赤而肿者，此邪毒内蕴，发越于阳明也。耳上下前后并头角赤肿者，此邪毒内蕴，发越于少阳也。其于喉痹，项肿，颈筋胀大，俗名虾蟆温，正经论所云清邪中上焦是也。如绞肠瘟吐泻揪痛，软脚瘟骨痿足重，正经论所云浊邪中下焦是也。如瓜瓤瘟胸高呕血，疙瘩瘟红肿发块，正经所云阴分中于邪是也六证统以升降散主之，甚者增损双解散、加味凉膈散。外用马齿苋二斤，不见水，捣，入白面半斤，陈醋一两，和匀，敷肿处，便觉清凉爽快，半日取效，后并有敷脚方。

瘟疫无正发汗之理惟下证最多并为指明

面黄身黄湿热郁于脾土之证，宜茵陈汤合升降散治之，目暗不明，目赤，目黄，目瞑，目正视，目反折肾水枯涸，邪热居内，宜加味凉膈散加龙胆草，舌白胎①，黄胎，黑胎白黄者宜升降散、加味凉膈散；黑者宜解毒承气汤。按：黑而干涩者属实，黑而润滑者属虚，宜详审脉证形神，按四者参看的确，分别治之。虚者宜用理阴之类，不得谓黑

---

① 胎：通"苔"。

色皆实也，舌白砂胎，紫赤色，芒刺，舌裂，舌短，舌卷，舌硬，唇燥裂，唇焦色，口臭，鼻孔如烟煤，口燥咽干，气喷如火，扬手掷足，大便极臭，小便赤黑，小便涓滴作痛，潮热，善太息，心下满，心下痛，心下满痛，心下高起如块，腹胀满痛，腹痛，按之愈痛，小腹满痛，头胀，头胀痛，头汗，头痛如破，谵语发狂，蓄血如狂，小便闭，大便燥结，转屎气极臭此皆下证，虚者慎之。便秘虚者用三汁饮，白菜汁、火麻仁汁、生芝麻汁，入蜜服，自通，大便胶闭，协热下利宜大柴胡汤，热结傍①流加味六一顺气汤，虚者慎之，脉厥，体厥宜解毒承气汤。以上诸证，治法大略已具。

瘟病诸证既已条列于前，犹恐临证含糊，兹复详录《寒瘟条辨》各条，并摘取吴氏《温疫论》以明瘟病治之所以异于伤寒者若干条，令阅者了然于心，不以瘟病为伤寒证，不以伤寒方治瘟病，则害瘟者自不冤矣。其中有轻者，有重者，有最重者，到底总无阴证。诸条开列于下。

阳证 发热恶寒，头痛身痛，目痛鼻干，不眠，胁痛，寒热而呕，潮热谵语，詈骂不认亲疏，面红光彩，唇燥舌黄，胸腹满痛，能饮冷水，身轻易动，常欲开目见人，喜言语，声音亮，口鼻之气往来自如，小便或黄，或赤，或混浊，或短数，大便或燥秘，或胶闭，或协热下利，或热结傍流，手足温暖，爪甲红活，此阳证之大略

---

① 傍：通"旁"。

也。在瘟病，无论为表为里，一于清热导滞而已，不宜发表，似有表证而非表邪也。

阴证　在伤寒，未传寒中而为阴证，与阴寒直中三阴而为阴证，或恶寒战栗，面时青黑，或虚阳泛上，面虽赤而不红活光彩，身重难以转侧，或喜向壁卧，或蜷卧欲寐，或闭目不欲见人，懒言语，或气微难以布息，或口鼻之气自冷，声不响亮，或时躁扰烦渴，不能饮冷，或唇青，或舌胎黑而滑，手足厥逆，爪甲青紫，血不红活，小便清白或淡黄，大便下利或寒结，或热在肌肉之分，以手按之殊无大热，阴胜则冰透手。此阴证之大略也。瘟病无阴证 所以并列者，以别阳证，便于认识也。或四损之人亦有虚弱者，但其根源是瘟病，即温补药中亦宜兼用滋阴之味，若峻用辛热，恐真阴立涸矣。

阳证似阴　乃火极似水，真阳证也，宜以双解、凉膈、加味六一、解毒承气之类，斟酌轻重，消息治之。

以下诸条皆言瘟病各证，非兼伤寒杂证也，阅者详之。

阴证似阳　瘟病无此。虽房事后适病，病适至行房，总是阳证。或阳毒阴毒，杂气中人之阳分为阳毒，中人之阴分为阴毒。凡中此者，不止面赤，吐脓血，咽喉痛，身痛，甚至心腹绞痛，大满大胀，通身脉络青紫，手足指甲色如靛叶，口噤牙紧，心中忙乱，一二日即死者，但刺尺泽穴 在胳膊弯上、委中穴 在腿弯上青筋、十指出血，并刺金津、玉液二穴_{在口中}，舌下二青筋出血，或有发泡者，亦刺破，兼治七十二瘟证，即令出血后服玉枢丹最妙。拨正散尤为奇方，男左女右，吹入鼻中，虽危必苏。以增损双解散主之

<small>按：辛巳①之疫，亦间有用温热愈者，须临证详审。</small>

表证　发热恶寒，恶风，头痛，身痛，项背强痛，目痛鼻干，不眠，胸胁痛，耳聋目眩，往来寒热，呕而口苦，脉浮而洪，或紧而缓，或长而弦，皆表证。在瘟病，乃里证郁结浮越于外也，宜升降、双解。里热一清，表气自透，不待发散自能汗解而愈。

里证　不恶寒反恶热，掌心并腋下漐漐汗出，腹中硬满胀痛，大便燥结，或胶闭，或热结傍流，或胁热下利，谵语发狂，口渴咽干，舌黄，舌卷或裂，烦满，囊缩而厥，脉洪而滑，或沉实，或伏数，此是里证，皆宜下，并详参前下证条列。

表里兼证　轻则增损大柴胡汤，重则加味六一顺气汤主之。

下后脉反浮　里证下后，宜脉静身凉。今脉浮，身微热，口渴，神思或不爽，此邪热溢于肌肤之表，其里必无大留滞也。虽无汗，宜白虎汤。若大下后，或数下后，脉空浮而虚，按之豁然如无，以其人或自利经久，或他病先亏，或本病日久不痊，或反覆②数下，以致周身血液枯涸，

---

① 辛巳：乾隆辛巳年，即公历1771年。
② 反覆：即反复。

宜用玉女煎加人参除邪滋阴，其病自愈。

下后脉复沉 余邪复留于胃也，宜更下之。更下后脉再浮者，宜白虎汤，得汗而解。如脉空浮而数，按之如无，宜白虎汤加人参。

下后脉反数 身复热，舌上生津，不甚饮水，此里邪渐去，郁阳暴伸也，宜柴胡清燥汤和解之。

下后身发热 此内结开，正气通，与下后脉反数义同。

下后反痞 此虚而误下也，宜参归养荣汤，中病即止。

下后邪气复聚 此乃余邪尚有隐伏，因而复发。再酌前方下之，慎勿过剂。

下后夺气不语 乃气血俱虚，神思不清，惟向里睡，似寐非寐，似痞非痞，呼之不应，此正气夺也。静守虚回而神思自清，言语渐朗，人参养荣汤可酌用之，亦勿过剂。

急证急攻 盖以杂气流毒伏郁三焦，其病不可测识，一发舌上白胎如积粉，譬如早服凉膈、承气等方下之，至午舌变黄色，烦满更甚，再急下之，至晚舌变黑刺，或鼻如烟煤，仍加硝、黄大下之，所谓邪微病微，邪甚病甚，非药之过也。此一日之间而有三变，几日之法一日行之，稍缓则不及救矣。若下后热渴除，胎不生方愈。更有热除胎脱，日后热复发，胎复生者，再酌前方下之，不必疑贰也。尝见瘟病一二日即死者，乃其类也。原本①医案云：丁亥五月，李廉臣女，年十八，患瘟，体厥脉厥，内热外寒，痞满燥实，谵语狂乱，骂詈不避亲疏，烦躁渴饮，不食不寐，恶人与火，昼夜无宁刻。余自端阳日诊其病，至七月初三日始识人，热退七八而思食，自始至终以解毒承气汤一方，雪水熬石膏汤煎服，约下三百余行黑白稠黏等物，愈下愈多，不可测识，此真奇怪证也。廉臣曰：若非世兄见真守定，通权达变，小女何以再生。戊子秋②，举人李煦南公，约年五十，患瘟，脉沉伏，妄见妄言，如醉如痴，渴饮无度，以加味凉膈散连下一月而生。又予甥，年二十一，患瘟，初病便烦满囊缩，登高弃衣，渴饮不食，日吐血数十口，用犀角地黄汤加柴、芩、连、栀、玄参、荆芥穗炭十剂，间服泻心、承气汤七剂，诸证退而饮食进。越五日，小便不通，胀痛欲死。予细诊，关脉沉，脐间痛，按之愈痛。予思此病土实气闭，未能舒畅，因而小便不利也，以大承气汤下黑血块数枚而病始痊。此皆证之罕见者也。可见凡下不可以数计，有是证即投是药，但恐见证不明，认证不透，反致耽搁。而轻重缓急之际，有应连日，有应间日下者，如何应多，如何应少，其间不能如法，亦足误事。此非可以言传，临时酌断可也_{此等证治亦}

---

① 原本：即《伤寒瘟疫条辨》。
② 戊子：乾隆三十三年，即公元 1768 年。

少，存此以备参考。伤寒无此证治。予犹子①慎枢，治孟津榜②名金鼎者，曾以增损双解散，焦石膏八钱，芒硝五钱，大黄八钱，日进二剂，连服八日而始愈，此亦火证之一验也。故附志之，以便参酌。

因证数攻 瘟病下后二三日或一二日，舌上复生胎刺，邪未尽也。再下之，胎刺虽未去，已无锋芒而软，然热渴未除，更下之，热渴减，胎刺脱，日后更复热，又生胎刺，更宜下之。吴又可曰：余里周因之患疫月余，胎刺凡三换，计服大黄三十两始愈。又朱海畴年四十五岁，患疫，得下证，四肢不举，身卧如塑，目闭口张，舌生胎刺，问其所苦不能答。因问其子两三日所服何药，云进承气三剂，每剂投大黄一两许不效，并无他策，惟待日而已。但不忍坐视，更祈一诊。余诊得脉尚有神，下证悉具，药浅病深也。先投大黄一两五钱，目有时而少动；再投，舌刺无芒，口渐开而能言；三剂，舌胎少去，神思少爽；四日，服柴胡清燥汤；五日，复生芒刺，烦热又加，再下之；七日，又投承气养荣汤，热少退；八日，仍用大承气，肢体自能少动。计半月共服大黄十二两而愈。又数日始进糜粥，调理两月平复。凡治千人，所遇此等证不过三四人而已，姑存案以备参酌耳。

发热 头痛，身痛而渴，为热之轻者，神解、小清凉之类。如发热，气喷如火，目赤，舌黄，谵语，喘息，为

① 犹子：侄子。
② 榜：道光本作"杜"。

热之重者，加味凉膈、增损三黄石膏之类。如发热厥逆，舌见黑胎，则热之极矣，加味六一顺气、解毒承气，大清大下之。

恶寒 口燥咽干，舌黄唇焦，甚至战振者，乃阳极格阴，内热则外寒也。轻则神解，甚则升降、增损双解治之。

恶风等于恶寒 神解、芳香、升降、凉膈等方斟酌治之。

头痛 乃邪热上攻头面，轻则神解、清化，重则增损双解、升降，合内外治之。

身痛 乃热郁三焦，表里阻隔，阴阳不通也。宜神解、芳香、升降、加味凉膈、增损双解之类，随其轻重酌用自愈。

不眠 由热郁三焦，阴不胜阳，故烦躁不眠也。轻则增损大柴胡汤，重则增损双解，两解表里之热毒治之。

多眠 三阳合病，目合则汗，小清凉合白虎；谵语有热，增损三黄石膏加大黄。盖胃中有热亦欲多眠，但神昏气粗而大热，绝不似少阴之蜷卧足冷也。

自汗 邪热内结，误服表药，大汗亡阳，烦渴不解，大复苏饮。不因误表而自汗者，增损三黄石膏，里实加大黄。若愈后每饮食及惊动即汗出，此表里虚怯也，人参固本汤加黄芪、牡蛎、麻黄根以固之，吴氏用人参养荣汤。至发热而利，自汗不止者死；大汗出，热反盛，狂言不止者死；汗出，发润，喘不休者死；汗出如珠，不流者死。

盗汗 由邪热内郁，外侵于表，升降或增损大柴胡加牡蛎、胆草或龙胆末二钱，同猪胆汁温酒调服。按：此证用当归六黄汤亦妙。

头汗 热不得越，阳气上胜也。兼谵语者，增损大柴胡、加味凉膈；身发黄者，凉膈加茵陈；心下痞，头出汗，水结胸也，宜柴胡陷胸汤，即小柴胡加瓜蒌实四钱，黄连二钱；阳明病，头汗出，下血谵语，此为热入血室，兼男子言，不仅妇人也，柴胡清燥汤加山甲、桃仁、黄连、大黄、芒硝。若下后头汗出，小便利者死；又下后额上汗出而喘，小便反秘者亦死；元气下脱，额上汗如贯珠者死。头汗有生死之分，须详辨之。

手足心腋下汗 为阳明胃实兼少阳胆实也，增损大柴胡。大便秘硬者，加味六一顺气；兼谵语，为有燥粪，热聚于胃，宜加味凉膈散。

战汗 疫邪留于气分，解以战汗。气属阳而轻清，邪在气分，上则易疏透，所以时得战汗，当即脉静身凉。三五日后阳气渐积，不待饮食劳碌或有反复者，乃里邪未去，才经发热，下之即解。热未尽，日后复热，当复下，复汗。下后烦渴减，腹中满去，或思食而知味，里气和也。身热未除，脉近浮，此邪气伏郁于经也，当得汗解。如未得汗，以柴胡清燥汤和之。复不得汗者，邪从渐解也，不可苟求其汗。应下失下，气消血耗，既下欲作战汗，但战而不汗者危，以中气亏微，但能降陷不能升发也。次日当期复战，厥回汗出者生，厥不回汗不出者死，以正气脱邪气胜也。战而厥回无汗者，真阳尚在，表气枯涸也，可使①渐愈。若战而忽痉者必死。痉者，身如尸，牙关紧，目上视也。凡战，不可扰动，但可温覆。扰动则战而中止，次日当期复战。战汗后复下，后越三二日，反腹痛不止者，欲作滞下也，无论已见积未见积，宜当归导滞汤治之。

狂汗　此因伏邪中溃，欲作汗解。因其禀赋充盛，阳气冲击②不能顿开，故忽然坐卧不安，且狂且躁，少顷大汗淋漓，狂躁顿止而愈。

吴氏曰：伤寒汗解在前，瘟疫汗解在后。

结胸痞气　是郁热内攻，宜陷胸、承气、加味凉膈之类，宜早下之，外用熨法极妙。

腹满　热郁失下，邪火久羁也。胀满而痛，或咽干，便秘，谵语者，升降、凉膈加枳实、厚朴。

小腹满　为尿与血，小便不利者，尿涩也，宜神解、升降；小便自利者，蓄血也，解毒承气加夜明砂、桃仁、山甲、丹皮。

腹痛　邪火郁滞阳明也，宜升降、凉膈消息治之。

烦热　杂气伏郁三焦也，以双解、三黄石膏消息

① 使：原作“便”，据道光本改。
② 冲击：原作“充擘”，据道光本改。

治之。

潮热　阳明内实也，增损大柴胡或加味凉膈加胆草、升降散、太极丸斟酌用之，甚则六一顺气。更须切脉之滑大沉实，审其脐腹胀痛与否，务要酌度适中，病情不可太过，不可不及。

往来寒热　伏邪内郁，多属热结在里，阴阳不和，增损大柴胡汤。升降散亦此证之妙药也。

谵语　大便难者，热郁三焦。论其轻重，以升降、凉膈、六一、解毒承气等汤消息治之。若误服表药者，增损三黄石膏加大黄；蓄血者，大便黑，小便利，解毒承气加夜明砂、丹皮、山甲、桃仁；下利，脉滑而数者，有宿食也，加味六一。必须详解脉证，辨明虚实，斟酌适中。脉厥者，更须下之。若下后下证悉除，三五日后谵语不止者，宜柴胡养荣汤加神砂一钱。大抵谵语脉短则死，脉和则生。或气上逆而喘满，或气下夺而自利，皆逆证也，此又不可不知犹子慎思，瘟病大下后谵语仍不止，无可再下。余用三黄石膏加辰砂一钱遂愈。附此亦见医者之意也，神而明之，存乎其人耳。

郑声　原郑重，频频谬语，谆谆①不已而气微也。若神昏气促，不知人事者死；如气不促，手足颇温，其脉沉细而微者，人参三白汤、五福饮、七福饮等剂，随证加减治之。所谓四损不可正治者，此类是也。

――――――――――

①　谆谆：絮絮不休貌。

发狂 阳明病，邪热已极，察其大便硬极，或腹满而坚，或湿热胶闭，或协热下利，或热结傍流，酌大小承气、凉膈、解毒、六一等类下之。如无胀满结实诸证，以白虎、解毒、三黄石膏、大小清凉之类清其邪火，其病自愈。外有如狂发狂二证，以热搏血分，蓄血阳明，轻则如狂，重则发狂，黄连解毒汤送下代抵当汤丸，减桂加牛膝、丹皮。更有如狂一证，或由失志而病在心，或由悲忧而病在肺，或由失精而病在肾，或由郁怒思虑，饥饱劳碌而病在肝脾，此其本病已伤于内，而邪气复侵于外，则本病必随邪而起矣。外无黄赤之色，刚暴之气，内无胸腹之结，滑实之脉，或不时躁扰而禁之则止，或口多妄诞而声息不壮，或眼见虚空，或惊惶不定。察其上，口无燥渴；察其下，便无硬结，是皆精气受伤，魂魄不守，所谓虚狂是也，与阳极发狂者迥不相同，须辨气血阴阳四损何在，随证消息治之。又有应下失下，真气亏微，及投承气下咽，少顷额上汗，发根瘙痒，邪火上炎，手足厥冷，甚则振战，心烦，坐卧不安，如狂之状，此为药烦，急投姜汤即已。若药中多加生姜煎服则无此状矣。

发斑疹 总由杂气热毒郁于胃中而发泄也吴又可曰：伤寒发斑则病笃，时疫发斑则病衰。斑出红赤者为胃热，紫红者为热甚，黑色者为胃烂，最忌稠密成片。如热甚，脉洪数，烦渴者，白虎合犀角地黄加蚕、蝉、青黛；如热毒内蕴，心烦躁不得卧，错语呻吟者，犀角大青龙汤加蚕、蝉或增损三黄石膏加青黛、犀角；烦热便秘者，俱加酒炒大黄。如斑发已尽，外热稍退，内实便秘谵语者，加味凉膈微下之；若夫疹与斑等，增损双解主之，加紫背浮萍五七钱或重加石膏、大黄、芒硝，清散得宜，未有不出者；如身出而头面不出者，此毒气内归，危证也，急以大蟾蜍一个，捣和新汲水，去渣痛饮之自出，屡验。

又有虚火发斑，其斑淡红，按之即无，或四肢逆冷，脉见虚弱，古方治以大建中汤。僭拟①用人参养荣汤以补血气，临证酌之。然此证在瘟病，百中无一，虽甲戌②之疫病者甚众，此证仅见其一，以血气双补而愈。

发黄 多由阳明湿热，加味凉膈加茵陈。外用黑豆一升，黄蒿四两，煮滚汤一锅，倾铜盆内搅，稍冷入鸡蛋清七八个，以手指搅起白沫，敷身黄处，黄散温覆③，汗出而愈。瘟病至此，为疾已甚，多在不治之证按：茵陈汤亦好，余曾治此证以升降散重加茵陈即愈。

蓄血 谓瘀血蓄结于内也。身黄，如狂，屎黑，善忘，皆蓄血之证。缘阳明热郁失下，邪火久羁，故肠胃蓄血多，膀胱蓄血少。又有血为热搏，下注膀胱者，必察其人胸脐傍小腹，但有硬满处，以手按痛者便为蓄血。若在胸胁，手不可近，犀角地黄合黄连解毒；中腕④、脐间手

---

① 僭（jiàn 见）拟：谓在下者自比于尊者。
② 甲戌：乾隆十九年，即公历 1754 年。
③ 覆：原作"服"，据道光本改。
④ 中腕：即中脘。

不可近，桃仁承气去桂加丹皮、枳壳，再合黄连解毒；脐下小腹手不可近，黄连解毒送增损代抵当汤丸。然病至此，已难为矣。实者可救，虚者多危。

衄血 此伏热在里，浮越于表也。犀角地黄加芩、连、柴、栀、玄参、蚕、蝉，甚加大黄，入蜜酒、童便，冷服。大抵衄血、吐血、下血，脉微小者生，实大者死。或衄、吐、下后，脉微小易治，若热反盛，脉反洪数者死；若衄而头汗出，或身上有汗不至足者，皆难治也。

吐血咯血 皆属热毒内郁，经络火盛，火载血液而妄行也，大清凉或犀角地黄合泻心汤。有瘀血紫黑成块者，加桃仁、大黄以利之。

头目晕眩 及头胀，头痛，头汗，并目黄，目赤，目不明，目直视，目反折，俱系杂气伏郁中焦，邪热亢闭，上攻头目，乃胃家实也。通宜升降、凉膈清利之剂，量加大黄；目眩赤等证，量加酒炒胆草。

咳嗽 伏热内郁也，白虎汤合升降、小清凉加竹叶。若烦闷则加味凉膈、增损三黄石膏并加桔梗；又咳而脉数者，为心火刑肺金，则死。

口燥咽干 怫热内郁也，小清凉、增损三黄石膏。再看兼证，消息调理治痊。

咽痛 热郁中焦，流布上下，即见少阴经口燥舌干、咽喉肿痛不利之证，以其脉贯肾络肺，系舌本故也，增损双解加玄参、大力子，或增损普济消毒饮倍桔梗加荆芥穗，升降散尤为对证之上剂余每以清化汤加元参、大力子，并用吴茰末敷足心即愈。

发渴 即烦渴引饮者，以郁热自内达外也。轻则白虎加蚕、蝉、花粉，重则增损三黄石膏加大黄。凡病，偶欲饮水者为欲愈，宜少与之，得水则胃和汗出而愈。漱水不欲咽，其人胃中湿饮过甚，或伏火未散，或蓄血停留，俱未可知。但口舌干而不欲咽也，轻则小清凉、升降清降之，重则解毒承气大泻之。

呕吐 呕者，声物俱出；干呕者，无物之吐，亦谓干哕；吐者，无声出物。总由胃中伏火郁而攻发也，增损三黄石膏、加味凉膈加石膏清利之自止。若有宿粪燥结，时有呕吐者，宜凉膈、升降通之；如病愈后脉证俱平，腹中有块，常作哇声，所云病愈结存也。俟胃气渐复，津液流通，结块自下，断不可再攻。凡胃中热甚，服药呕吐不纳者，愈吐愈服，三服后火性渐消，徐徐用药即不吐，须嚼生姜为妙，忌甜物。若瘟病愈后，大便二三旬不行，时时作呕，饮食不进，调胃承气汤下之即愈。

发喘 喘无善证。在瘟疫，内热怫郁，三焦如焚也。气上冲胸而喘者，加味凉膈；腹胁满痛而喘者，解毒承气。若自脐下气海有动气而喘者，不治。

短气 热郁内迫，气多急促，须看兼证。舌上白胎如屑，清化汤、增损三黄石膏汤；若胎黄及黑色而短气，加味凉膈或解毒承气等类急下之；若病者属四损之辈，又宜详辨。盖短气有类于喘，但短气则气急而短促，不似喘摇肩而气促也。大抵气急而不相续多属实，气缓而不足息多属虚，以此辨之，百不失一。

呃逆 俗谓打搁邓是也。怫热攻发，火性上炎，气逆而呃，故搁邓连声，治法各从其本证而消息之。大抵不外清化、升降、凉膈以清热导滞为主，如见白虎证则投白虎汤，见承气证则投承气汤，膈间痰闭则用滚痰丸，但治本病，呃逆自止。俗俚方以白毛鸡从胸腹间活劈开，放病人心胸间塌之自愈。

蛔厥 乃表里三焦热郁亢极，胃中如沸，蛔动不安，下气不通，必反于上，因而呕出。酌以三黄石膏、加味凉膈，俱加川楝子、使君子、乌梅肉自愈。大抵胃脘忽痛忽止，身上乍寒乍热，面上时赤时白，脉息倏①乱倏静，皆吐蛔之候也，宜早辨之。

厥逆 杂气伏郁，阳热内迫，格阴于外，气闭不能达于四肢，甚有通身冰冷，其脉多沉滑、沉伏、沉细欲绝、六脉俱闭，所云体厥、脉厥是也。证多怪异不测之状，轻则升降、双解、凉膈，重则六一顺气、解毒承气，斟酌下之，若数下后厥不回热不退者死。亦有下数十次，利下数十次，厥方回、热方退而得生者，即所谓急证急攻也。下之或可活，不下必死无疑矣！余治厥逆脉伏而有热状者，

① 倏（shū书）：忽然。

在下剂内重加酒炒大生地一两，归身八钱，甚效。

大便自利 怫热内盛，发热烦渴，小便色赤，大便自利，升降主之。内热甚而利不止，躁闷狂乱者，三黄石膏加酒炒大黄，腹满痛更下之。协热下利者，宜升降、小承气，撤其余邪而利自止。热结傍流，胃中实热，以六一顺气下之，得结粪而利立止。若不得结粪，仍下臭水及所进汤药，因大肠邪深，再以前汤重下之，虚甚则宜黄龙汤，此《内经》"通因通用"之法也。

大便脓血 因怫热结滞，火势下注，阳实阴虚也。甚则如豚肝，如烂瓜肉，屋漏水者，大清凉、三黄石膏或当归导滞加减治之，升降散亦最效验矣。

小便不利不通 因阳明热郁，气结不舒，故小水涩滞而短少也，升降散通自愈。亦有心热小便不利者，宜小复苏饮。又方治热郁者，以玄明粉三钱，芒硝亦可，鸡子清一枚，蜂蜜三匙，和一处，或新汲水，或灯心汤，或车前汁调服，甚则解毒承气下之，利水无益也。

小便自利 乃邪热干于血分，蓄血，尿血，邪留欲出，小便数急，膀胱不纳而自遗也，升降散或桃仁承气汤去桂加丹皮、牛膝、枳壳合黄连解毒，去其邪热自愈。

小便频数 膀胱积热，频来而短少，神解、升降等散治之。

心悸 谓筑筑然动，怔忡不安也。因内盛热郁，火性上冲，加味凉膈、增损三黄石膏，看有兼证，消息调理，斟酌治之。

痉证　即角弓反张也。缘湿热生风，木胜克土，筋不能荣，轻则瞤惕瘛疭，重则鼻扇，目直，头折臂反，加味六一顺气下之，盖泻土实所以泻木也。

肉瞤筋惕　瞤者，肌肉蠕动；惕者，筋脉动跳也。瘟疫而见此证，由阳明火毒陷入厥阴，阳明主润宗筋，燔灼津液弗荣而急，加味六一、解毒承气消息治之。设有虚而瞤惕者，必入四损不可正治之条，临证详辨虚实阴阳，抑扶为宗可也。

舌卷囊缩　邪郁中焦，流布上下，以致肺肝受伤，水不胜火，阴不敌阳，筋脉弗荣，故有此证。宜加味六一、解毒承气治之。

循衣摸床　由阳明邪热亢闭，上乘心肺，致令神志昏愦，多有撮空之证，宜解毒承气下之。如火盛精枯，以熟地二两，归身七八钱，山药五钱煮汤，入前药煎服，每取奇功。若久病神昏，并气血阴阳四损者，宜按四损内消息调理治之。

烦躁　由表里三焦大热，渴欲引饮，烦躁不安，多见奇怪不测之状，三黄石膏、升降、双解三方并为对证之剂。大抵不经汗下烦躁为实，汗下后烦躁为虚。内热曰烦，谓心中郁烦，为有根之火，故大烦不躁为可治；外热曰躁，谓气外热，躁为无根之火，故但躁不烦，为不可治

按：但躁不烦，拟以玉女煎清阳明之火，补少阴之水，或可取效。

懊忄农 忄农即恼字，郁郁愤愤，比之烦躁而更甚也，或热毒蕴于胸中，加味凉膈散，或热毒郁于胃中，解毒承气汤下之，无不愈者。

怫郁 阳气怫郁，面赤而光盛也。目红如朱，烦躁饮水者，增损三黄石膏；内实潮热不大便，增损大柴胡或加味凉膈治之。

郁冒 俗谓昏迷是也。由火邪逼肺，神昏不醒，大复苏饮主之。若蓄热内迫，脉道不利，反致沉细而闭，昏迷欲死者，加味凉膈散、加味六一散等类治之。又方：蟾蜍，捣，和水饮最妙。

动气 由脏气不调，肌肤间筑筑跳动于脐傍上下左右及左乳之下曰虚里者，皆其所以联络者也，故动之微者止于脐傍，动之甚者则连及虚里并心胁，真若春春然连续而浑身振动者，乃天一无根也。治法直救真阴，以培根本，使气有所归，无不获效。须分左右水火，消息治之。所云四损不可正治者，观此可例①其余矣。

肢体浮肿 时疫潮热而渴，舌黄，身痛，心下满闷，腹时痛，脉数，此应下之证也。外有通身及面目浮肿，喘急不已，小便不利，此疫兼水肿。因三焦壅闭，水道不行也，但治在疫，水肿自已，宜小承气汤。向有单腹胀而后疫者，治在疫；若先年曾患水肿，因疫而发者，治在疫，

---

① 例：比照。

水肿自愈。病人通身浮肿，下体益甚，脐凸，阴囊及阴茎肿大，色白，小便不利，此水肿也，继又身大热，午后益甚，烦渴，心下满闷，喘急，大便不调，此又加疫也。因下之，下后肿不除反加腹满，宜承气加甘遂二分，弱人量减。盖先肿胀续得时疫，此水肿兼疫，大水在表，微疫在里也，故并治之。时疫愈后数日，先自足浮肿，小便如常，虽至通身浮肿而不喘，别无所苦，此气复也。盖血乃气之依归，气先血而生，无所依归故暂浮肿，但静养节饮食，不药自愈。若病愈后三焦受伤，不能通调水道，下输膀胱，肢体浮肿，亦是水气，自与气复悬殊，宜金匮肾气丸治之。盖水气足冷，肢体常重，元气复，肢体常轻为异耳。时疫身体羸弱，言不足以听，气不足以息。得下证，少与承气，下证稍减，更与之，眩晕欲绝，盖不胜其久也。绝谷期月①，稍补则胸腹满闷，攻不可，补不可，守之则元气不鼓，余邪沉匿膜原，日惟水饮而已。以后心腹忽加肿满烦冤者，向来沉匿之邪方悉，分传于表里也，宜承气养荣汤，服一剂病已。设表肿未除，宜微汗之自愈。时疫得里证失下，以致面目浮肿，小便自利，此表里气滞，非兼水肿也，宜承气下之，里气一疏，表气一顺，浮肿顿除。或见绝谷期月，指为脾虚发肿，误补必剧。妊娠更多此证，治法同前，则子母俱安。但当少与，慎无

---

① 期（jī 鸡）月：一整月。

过剂。

脏结 如结胸状，饮食如故，时时下利，寸脉浮，关脉细小沉紧，名脏结。一有舌胎，便知热邪内结，酌用神解、大复苏饮之类清解之，亦可与太极丸缓下之可也。

狐惑证 由失下不解所致。食少胃虚，虫啮五脏，故唇口生疮为狐惑。谓之狐惑者，如狐之犹豫不定也。其候齿燥声哑，恶食，面目乍赤乍白乍黑，舌上胎白，唇黑，四肢沉重，喜眠，胃虚虫食，杀人甚速，黄连犀角汤主之，外用雄黄锐丸纳谷道中。

百合病 百脉一宗，举身皆病，无复经络传次，故曰百合。其证似寒不寒，似热不热，欲食不食，欲卧不卧，默默不知所苦，服药即吐，如见鬼状。大抵由病后虚劳，脏腑不调所致矣。《绪论》谓即痿证之暴者，以肺热叶焦，气化不行，以致小便不利。又肺为百脉之总司，故通身经络废弛，宜百合地黄汤主之。余曾治一女子，年十二岁，忽得痿证，下身不能行动，即以百合地黄汤与之，渐能动履。复得肩臂以上至项相连筋痛而热，又以生地四物加知母、黄柏，重用生地两许，二剂而愈。

主客交病 谓人向有他病，尪羸，或久疟痢泻，或内伤瘀血，或吐血便血，男子遗精白浊，真阴枯涸，女子崩漏带下，血枯经闭之类，以致肌①肉消烁，邪火独存，故

---

① 肌：原作"饥"，据道光本改。

脉近滑数。一着瘟病，谷食暴绝，更加身痛发热，痞闷不眠。若误投以原病药更重，医者试之或补，或泻，或滋养，或疏散，不得治法，病终不解。如脉数，身热不去者，邪火与正气并郁也；肢体时痛者，邪火与荣卫相搏也；胸胁刺痛者，邪火上结膈膜也。主客交浑，最难得解，治法当乘其肌肉未消，元气未败，急以三甲散投服，多有得生者，更附加减于后方中，随其素而调之。余长子妇，妊娠患疫，又有产后身热，胸胁刺痛，按法治之即愈。

感冒兼疫　疫邪伏而未发，因感冒风寒触动疫邪，相继而发，既有感冒之因，复有风寒之发。先投发散，一汗而解。一二日才得头疼身痛，潮热烦渴，不恶寒，此风寒去，疫邪发也。以疫治之，方可无虞。

疟疫兼证　疟疾二三日发，或七八日发后，忽然昼夜发热，烦渴，不恶寒，舌生胎刺，心腹痞满，饮食不进，下证渐具，此瘟疫著，疟疾隐也，以疫法治之。

瘟疟　瘟疫昼夜纯热，心腹痞满，饮食不进，下后脉静身凉，或间日或每日时恶寒，而后发热如期者，此瘟疫解，疟邪未尽也，以疟法治之。凡疟者，寒热如期而发，余时脉静身凉，此常疟也。若传胃者，必现里证，名为瘟疟，宜以疫法治之。余每治瘟疟以增损大柴胡汤治之，随手取效。

妇人瘟病　与男子无异，但多兼经候，以神解、小清凉、升降、双解之类随证治之，否则邪伤冲任而为热入血室矣。

热入血室 冲为血海，即血室也。冲脉得热，血必妄行，在男子则下血谵语，在妇人则月血适来。惟阳明病下血谵语兼男子言，不仅妇人也。但以妇人经气所虚，邪得乘虚而入，故病热入血室居多。如经适来即断，胸胁满或结胸谵语，及经行未尽而适断，或热盛神昏，但头出汗，并宜增损大柴胡汤加归尾、桃仁、山甲。若发热，经水适来而不断，昼则明了，夜则谵语，宜小柴胡去参加陈皮、丹皮、栀子、黄连、益母草以清其热。亦有用小柴胡汤加生地愈者，又有经尽热退血散而愈者。按：冲阳属阳明胃，此经多血，太冲属厥阴肝，此经藏血为血海，故二经皆为血室也。

妊娠瘟病 内蕴邪热，急以护胎法保之。井底泥涂脐至关元_{脐下二寸}，干则易之，或用青黛、伏龙肝水调涂之。若大热，干呕，错语，呻吟，增损三黄石膏汤治之。如热甚躁急，胎动不安，必须早下之，夺其里热，庶免胎坠。若治之不早，以及腹痛如锥刺，腰痛如折枝，服药已无及矣，酌用升降、双解、凉膈或去芒硝，逐去邪热而胎自固，全不妨碍。《内经》曰：有故无殒，亦无殒也。如系四损之人，又当从其损而调之。《条辨》云：结粪瘀邪，肠胃中事；胎附于脊，在肠胃外，子宫内事也。大黄直入肠胃涤邪，故不碍胎气。芒硝化胎，不可轻投，若遇燥实，用亦无妨。

产后瘟病　怫热内郁，用三合汤治之最妙。如万①不得已而欲下之，升降散无妨。增损双解散去芒硝加生地、川芎，尤为对证之剂。

小儿瘟病　加味太极丸治之。升降散亦可，分量多少酌用。

复病　谓瘥后而病复作发热也。盖瘟病邪热内炽，血分大为亏损，最善反复。故有伏邪未尽而自复者，稍与前药去其余邪自愈。

有因梳洗沐浴，多有妄动而劳复者，惟脉不沉实为辨，轻则养静可愈，或但饮童便，无不愈者。重则补阴益气煎、六味地黄丸一料，或安神养血汤，随证加减治之，使血脉融和，自然热退病愈，然亦不可过剂。

有因饱食及食荤腥，吞酸饱闷而发热者，为食复。轻则栀子厚朴汤加神曲，或合小柴胡汤，重则神昏谵语，腹满坚痛，欲吐不得，欲下不能，此危候也，以升降、大柴胡、凉膈、黄龙之类酌量与服可也。

有因恼怒后不戒房事而复发热者，乃不自贵重之故，观证查脉，随宜救之。

又有小心过慎之人，里证方退，原不甚虚损，辄②用

---

① 万：原作"方"，据道光本改。

② 辄：原作"彻"，据道光本改。

参附温补，是因补而复，以致不救者，不知凡几^①，切宜慎之。

凡诸复证，升降散或太极丸酌量轻重，仍可用也。

如痘后脉迟细而弱，或五更泄泻，乃命门真阳不足，肾气丸、右归饮丸、四神丸、补阴益气煎、六味地黄之类，随时审证，分别水火，酌用可也。

瘟病愈后，继而一身尽痛，甚有不可转侧者，又有目昏花及两目了了，直看不见者，余视此证，乃真阴被火销铄枯渴而然，用六味地黄汤加当归、枸杞以补其血，二剂遂愈。

有耳聋不听者，有神情痴呆者，有退爪、脱皮、落发者，诸如此类，奇奇怪怪，不一而足，自可不药渐愈。若妄治之，不惟多事，反致不美，慎之。大抵瘟病愈后，太平酒最妙，如不可得，莫若静养为善，尤要节饮食为要紧关头。

总之，瘟病与伤寒实两门，自晋迄今，瘟病失传，无人不以瘟疫为伤寒，无人不以伤寒方治瘟疫，动云先解其表，乃攻其里，此仲景伤寒论也。所以瘟病一二日遇阳明腹胀满痛之证，少阴口燥咽干之证，厥阴舌卷囊缩之证，再不敢议下，明知厥深热深之阳证，下之已迟，万一侥幸，不过为焦头烂额之客，千余年孰任杀人之辜耳！

---

① 凡几：共计多少。

按：瘟疫病中天地之厉气，四时皆有，于春夏、凶荒之际为尤甚。若一乡一家同病，则瘟疫是也。所谓疫者，役也，如今之门头役也。若伤寒只是冬月，至春夏断不得谓之伤寒。且冬月伤寒，风寒由肌肤而入，初起多见太阳经证，渐次循经而传，六经形证俱详于前，豫先①认清其于合病两经、三经齐病，不传者是也、并病一经先病未尽，又过一经之传者是也。或始则二阳合病，后则一阳病衰，一阳邪甚，归病于一经者，亦为并病、两感日传二经，阴阳俱病也。在伤寒，仲景以黄连附子细辛汤主之；在瘟病，河间以双解散主之，补仲景瘟病两感治法之证则甚少。若瘟病由内达外，乃邪气充斥奔驰此六字为瘟病证状，传神，最易认识，不循经传，是以诸证合见，并奇奇怪怪难以名状者甚多。再细细参之脉理，验之神情，寒瘟之辨了然，无复疑义矣。

又按：冬月正伤寒必用表药发散者，缘寒气痼蔽在表，不能发越，所以用温散②药以汗解之，是肌一松而邪从汗解也。若瘟病火郁于内，用风药散之，是犹火得风而愈炽，所以其病益甚，故必养阴御寒之药，如水之能治火也。或疑不用表散，何以能发汗。是只知汗出于阳，而不知汗生于阴。养阴则汗自出，譬如五六月亢阳之时，一得阴雨露自渐出。且汗者，心之液，瘟病诸方，大抵以泻心经客热为主，心热一去，汗液自能流通。况炎夏之时，动

---

① 豫先：豫，同"预"。事先。
② 温散：此后原衍"散"字，据道光本删。

则汗流，又岂待发散而始出邪。

又按：《二分晰疑》以及《寒瘟条辨》俱云，凡瘟病，一切解肌发汗、温中散寒之药，切戒勿用。今但摘其尤甚者表而出之，如麻黄、羌活、独活、葛根、苍术、细辛、香附、艾叶、苍耳、乌头、桂枝、牙皂、巴豆、川椒、乌梅、胡椒、故纸、茴香、肉桂、附子、干姜、豆蔻、益智。若误服之，则亢阳之火愈炽而病愈危矣。

再者，余自三折肱后，凡临证阅历以来，恪守前贤成规，无不取效。亦间有瘟病末，用参、附等热药而愈者，非属四损，即或误治担延久亏，是又在随时详脉证形神，互相参证。诊视谛审，辨别明确，认真虚实寒热，然后施治。行方而出以智圆，心细而借以胆大，始可万全，不至乖方。所谓神而明之存乎人，此又不可不知也。虽甲戌岁瘟疫盛行，医药每多乖方，触事生心，不惮烦琐，续增八十五条，详悉辨明，庶①临证无复疑义云。

① 庶：幸，希冀之词。

卷　下

瘟病正治诸方

升降散一名二分散，一名陪赈散

白僵蚕酒炒，二钱　全蝉蜕去土，二钱　广姜黄去皮，三分，不用片的①　川大黄生用，三钱

歌曰：

升降散用白僵蚕，广姜黄与蝉蜕全，

大黄生入为细末，蜜酒调服得安然。

上为细末，其合研匀，病轻者分四分，每服重一钱八分二厘五毫。用冷黄酒一杯、蜂蜜五钱调匀，冷服，中病即止。病重者分三分，每服二钱四分三厘三毫，酒杯半、蜜七钱五分，冷服；最重者分二分，每服三钱六分五厘，酒二杯、蜜一两调匀，冷服。如一二剂未愈，可再服之，热退即止，胎产亦不忌。炼蜜名太极丸，性稍缓，服必空心服。服后须忌半日，不可吃茶水、吃烟、吃饮食。不能忌，必不效。能遵禁忌，下咽即苏，半日而愈。若饱食后服此亦不效，愈后最忌饱食，只宜吃稀粥，四五分饱，永不再发。至于荤腥油腻，更要确实牢忌，万不可吃。凡患

① 的：道光本作"姜黄"，义胜。

瘟疫，未曾服他药，或一二日，或七八日，或月余未愈，但服此药即愈。若先用他药不效，后用此药，亦间有不效者，以服药杂故也。

瘟疫正治诸方，条列于下，以便按病施治。轻则清之，神解散、清化汤、芳香饮、大小清凉散、大小复苏饮、增损三黄石膏汤之类；重则泻之，增损大柴胡汤、增损双解散、加味凉膈散、加味六一顺气汤、增损普济消毒饮、解毒承气汤之类，而升降其总方也。轻重皆可酌用，察证切脉，斟酌得宜，病之变化，治病之随机应变，神明则存乎人耳！《寒温条辨》云：处方必有君臣佐使而又兼引导，此良工之大法也。是方以僵蚕为君，蝉蜕为臣，姜黄为佐，大黄为使，米酒为引，蜂蜜为导，六法俱备而成全方。穷尝考诸本草而知僵蚕苦辛，气薄，喜燥恶湿，得天地清化之气，轻浮而升阳中之阳，故能胜风除湿，清热解郁，从膀胱相火引清气上朝于口，散逆浊结滞之痰也。其性属火，兼土与木，老得金水之化，僵而不腐。瘟病火炎土燥，焚木烁金，得秋分之金气而自衰，故能解一切怫郁之邪气。夫蚕必三眠三起。眠者，病也，合簿①皆病而皆不食也；起者，愈也，合簿皆愈而皆能食也。用此而治合家之瘟疫病，所谓因其气相感而以意使之者也，故为君。夫蝉气寒无毒，味咸且甘，为清虚之品，出粪土之

---

① 簿：通"箔"。养蚕用的竹筛或竹席。

中，处极高之上，自甘风露而已，吸风得清阳之真气，所以能祛风而胜湿；饮露得太阴之精华，所以能涤热而解毒也。蜕者，退也。盖欲使人退其病，亦如蝉之蜕然无恙也，所谓因其气相感而以意使之者也，故为臣。姜黄味辛苦，大寒，无毒，蛮人生啖，喜其祛邪伐恶，行气散郁，能入心脾二经，建功辟疫，故为佐。大黄苦，大寒，无毒，上下通行，盖亢甚之阳非此莫抑。苦能泻火，苦能清热，一举而两得之。人但知建良将之大勋，而不知有良将之硕德也，故为使。米酒性大热，味辛苦而甘，令饮冷酒，欲其行迟传化以渐，上行头面，下达足膝，外周皮毛，内通脏腑经络，驱逐邪气，无处不到，如物在高巅，必奋飞冲举以取之，物在远方及深奥之处，更必迅奔探索以取之，且喜其和血养气，伐邪辟恶，仍是华佗旧法，亦屠苏①之义也，故为引。蜂蜜甘平无毒，其性大凉，主治丹毒，斑疹，腹内留热，呕吐，便秘，欲其清热润燥而自散瘟毒也，故为导。盖蚕食而不饮，有大便无小便，以清化而升阳；蝉饮而不食，有小便无大便，以清虚而散火。君明臣良，治化出焉。姜黄辟邪而靖疫，大黄定乱以致治，佐使同心，功绩建焉。酒引之，使上行，蜜润之，使下导，引导协力，远近通焉。补泻兼行，无偏胜之弊；寒热并用，得时中之宜。所谓天有覆物之功，人有代覆之

---

① 屠苏：药酒。古俗，相传农历正月初一饮此酒可避邪。

能，其洵然①哉！用治瘟病，百发百中，屡试屡验，万无一失按：此方不知始于何时，自陈三锡略为变通，用治瘟热之病，杨栗山又从而表彰②之，治人无数。

轻清之剂

神解散初觉憎寒，体重，壮热，头痛，四肢无力，遍身酸痛，口苦，咽干，胸腹满闷，此方主之

白僵蚕酒炒，一钱或二三钱　蝉蜕五个或用十个　神曲三钱金银花二钱　木通一钱　前仁炒，一钱　生地二钱　黄芩酒洗，一钱　黄柏盐水炒用，一钱　桔梗一钱　黄连一钱

水煎，入冷黄酒、蜜三匙服。

歌曰：

神解蚕蝉与神曲，银花生地芩连木，

前仁黄柏兼桔梗，蜜酒冷调治瘟疫。

清化汤瘟病壮热，憎寒，体重，口干舌燥，上气喘急，咽喉不利，头面猝肿，目不能开者，此方治之

僵蚕酒炒，三钱　蝉蜕十个　金银花二钱　泽兰二钱　陈皮八分　玄参一钱　白附子火炮，五分　胆草酒炒一钱　枯芩酒炒，二钱　黄连一钱　栀子炒，一钱　连翘一钱　桔梗一钱　甘草五分

大便实加大黄酒炒四钱，咽喉不利加大力炒研一钱，头面不肿去白附子。

---

① 洵然：确实如此。

② 表彰：显扬。

水煎，入蜜、酒，冷服。

歌曰：

清化蚕蝉橘兰花，胆草芩连栀翘加，

玄参桔梗甘草附，蜜酒调服退无瑕。

清化者，以清邪中于上焦，而能①化之以散其毒也。芩、连、栀、翘清心肺之火，玄参、橘、甘清气分之火，胆草清肝胆之火，而且沉阴下行以泻下焦之湿热，蚕、蝉散毒消肿，定喘出音，能使清阳上升，银花清热解毒，泽兰行气消毒，白附散头面风毒，桔梗清咽利膈，为诸药之舟楫，蜜润藏府②，酒热而散，能引诸凉药至热处，以行内外上下，亦火就燥③之意也。其中君明臣良，使佐同心，故诸证平矣。

小清凉散治瘟病壮热，烦躁，头沉，面赤，咽喉不利，或唇口颊腮肿者，以此方主之

僵蚕酒炒，三钱　蝉蜕十个　银花二钱　当归二钱　生地二钱　石膏五钱　枯芩二钱　黄连酒炒，一钱　栀子炒，一钱　丹皮一钱　紫草一钱　泽兰一钱

水煎，入蜜、酒、童便，冷服。

歌曰：

小清泽兰蝉僵蚕，银归生地石栀连，

---

①　能：原作"使"，据道光本改。
②　藏府：同"脏腑"。
③　火就燥：比喻事物发展的必然规律。典出《易经·乾》。

黄芩丹皮与紫草，蜜酒童便亦同前。

黄连清心火亦清脾火，枯芩清肺火亦清肝火，石膏清胃火亦清肺火，栀子清三焦之火，紫草通窍和血，解毒消肿，银花清热解毒，泽兰行气清毒，当归和血，生地、丹皮凉血，以养阴而退阳也，蚕、蝉为清化之品，散肿消郁，清音定喘，使清浊分则热解而证自平矣。

芳香饮瘟病多头痛，身痛，心痛，胁痛，呕吐黄痰，口流浊涎如红汁，腹似圆箕，手足搦搦①，身发斑疹，头肿舌烂，咽喉痹塞，此虽奇奇怪怪不可名状，皆因肺胃火毒不宣，郁而成之耳，治法急宜大清大泻之，但有气血损伤之人，遽用大苦大寒之剂，恐火转闭塞而不达，是害之也，以此方主之

广玄参一两　茯苓五钱　石膏五钱　全蝉蜕十二个　僵蚕酒炒，三钱　荆芥穗三钱　黄芩三钱　神曲炒，三钱　苦参三钱　陈皮一钱　广花粉三钱　甘草一钱

水煎，仍用蜜、酒，冷服。

歌曰：

芳香饮用广元荆，茯苓石膏蚕蝉参，

陈曲芩粉和甘草，蜜酒冷服治斑疹。

小复苏饮治瘟病大热，或误服解肌发汗药，以至谵语发狂，昏迷不醒，烦热便秘，或饱食而复者，并此方主之

僵蚕酒炒，三钱　蝉蜕十个　神曲三钱　生地三钱　木通二钱　车前仁炒研，二钱　枯芩一钱　炒栀子一钱　黄连一钱　知母一钱　桔梗二钱　丹皮一钱　黄柏一钱

---

①　搦（nuò 诺）：肌肉不自觉地抽动。

水煎，入蜜、酒，冷服。

歌曰：

小复苏饮蚕蝉木，生地车前芩连曲，

黄柏母栀桔丹皮，蜜酒冲来治饱复。

表里三焦大热清剂

增损三黄石膏汤治表里三焦大热，双目如火，鼻干面赤，舌黄唇焦，身如涂朱，燥渴引饮，神昏谵语

石膏八钱　僵蚕酒炒，三钱　蝉蜕十个　薄荷二钱　黄连二钱　黄柏盐水炒，二钱　淡豆豉三钱　黄芩二钱　栀子二钱　知母二钱

引同上，若腹胀痛，加大黄。

歌曰：

三黄白虎与解毒，加入蚕蝉豆豉薄，

腹胀燥结使大黄，大热用此把病脱。

寒能胜热，故用白虎；苦能下热，故用解毒。佐以荷、豉、蚕、蝉之辛散升浮者，以瘟病热毒至深，表里俱实，扬之则越，降之则郁，郁则邪火犹存，兼之以发扬，则炎炎之势皆烬矣。此内外之分消其势，犹兵之分击也。热郁腠理，先见表证为尤宜。

大清凉散治表里三焦大热，胸满胁痛，耳聋目赤，口鼻出血，唇干舌燥，口苦自汗，咽喉肿痛，谵语发狂者

僵蚕酒炒，三钱　蝉蜕十个　全蝎去毒，二个　当归二钱　生地二钱，酒洗　泽兰二钱　银花二钱　木通一钱　黄连姜汁炒

用，一钱　　枯芩一钱　　车前仁炒，一钱　　炒建栀一钱　　五味子五分　　知母一钱　　胆草酒炒，一钱　　泽泻一钱　　丹皮一钱　　甘草五分　　麦冬去心，一钱

水煎，入黄酒、童便、蜜，冷服。

歌曰：

大清麦冬栀蚕蝉，归地蝎木泽泻兰，

银车芩连知母胆，五丹甘酒童便全。

胆草泻肝热，黄芩泻肺热，栀子清三焦热，泽泻泻肾热，归、地、丹皮养血凉血，甘草缓中，麦冬、五味清金平木，润燥养筋，黄连泻心火，知母泻膀胱火，泽兰行气消毒，银花清热解毒，全蝎去风定搐，仍用蚕、蝉治疫。如无搐搦，全蝎可去。

地龙汤治瘟病大热诸证

地龙即蚯蚓，用数十条，捣烂入新汲水，搅净浮油，饮清汁。亦有饮金汁愈者，金汁即粪清也。

清后不解下剂此方并有初病即用者，详证施治，不必执一

加味六一顺气汤治少阴、厥阴病，口燥咽干，怕热消渴，谵语神昏，大便燥实，胸腹胀满硬，或热结傍流，远脐疼痛，厥逆，脉沉伏者，此方主之

僵蚕酒炒，三钱　　蝉蜕十个　　大黄酒浸，四钱　　芒硝二钱半，冲服　　柴胡三钱　　黄连一钱　　枯芩一钱　　白芍一钱　　甘草一钱厚朴一钱半　　炒枳实一钱

水煎，冲芒硝、蜜、酒，冷服。

歌曰：

六一顺气硝僵蚕，蝉蜕大黄柴芩连，

白芍厚朴枳甘草，蜜酒同服可延年。

解毒承气汤治瘟病三焦大热，痞满燥实，谵语狂乱，不识人，热结旁流，循衣摸床，舌卷囊缩，及瓜瓤、疙瘩瘟，上为痈脓，下血如豚肝等证，厥逆，脉沉伏者，此方主之。加瓜蒌一个，半夏二钱，名陷胸承气汤，治胸满兼有上证者

僵蚕酒炒，三钱　蝉蜕十个　黄芩一钱　黄柏一钱　栀子一钱　枳实炒用，二钱　厚朴姜汁炒用，三钱　大黄酒浸，五钱　芒硝三钱，别入　黄连一钱

甚至痞满燥实，坚结非常，大黄可加至两余，芒硝可加至五七钱。始动者，又当知之。黄酒入蜜和服。

歌曰：

解毒承气二方全，加上蝉蜕与僵蚕，

痞满燥实并坚结，蜜酒调服自然安。

按：此乃瘟病要药也。然非厥逆，脉伏，大热大实，热结旁流，水枯，舌卷囊缩，循衣摸床等证，见之真而守之定，不可轻投。予用此方救坏证、危证、大证而愈者甚众。虚极加人参二钱五分。如无参，加熟地一两，归身七钱，山药五钱，煎汤入前药煎服，亦累有奇效。《内经》曰，热淫于内，治以咸寒，佐之以苦，此方是也。加人参取阳生阴长，所谓无阳则阴无以生；加熟地取血旺气亦不陷，所谓无阴则阳无以化，其理一也。

重泻之剂

增损双解散<small>瘟病主方。按：兼有表证多者，宜此</small>

僵蚕<small>酒炒，三钱</small> 蝉蜕<small>十二个</small> 姜黄<small>七分</small> 防风<small>一钱</small> 荆芥<small>一钱</small> 当归<small>一钱</small> 白芍<small>酒炒，一钱</small> 苏薄荷<small>一钱</small> 黄连<small>一钱</small> 栀子<small>一钱</small> 桔梗<small>二钱</small> 连翘<small>一钱</small> 枯芩<small>二钱</small> 滑石<small>三钱</small> 甘草<small>一钱</small> 大黄<small>酒浸，三钱</small> 芒硝<small>二钱，冲服</small> 石膏<small>六钱</small>

水煎，冲蜜酒，冷服。

歌曰：

双解蝉蚕桔姜黄，防荷荆归芍硝黄，

芩连栀翘滑膏草，蜜酒冷调此最良。

按：硝黄随证酌加。余用此方，每以大黄七八钱，芒硝三五钱，治重病愈者甚多。须随宜酌量，不得执滞。

瘟病流注，无所不至，上干则头痛，目眩，耳聋，下流则腰痛，足肿，注于皮肤则斑疹疮疡，壅于肠胃则下利脓血，伤于阳明则腮脸肿痛，结于太阴则腹满呕吐，结于少阴则喉痹咽痛，结于厥阴则舌卷囊缩。此方解散阴阳内外之毒，无所不至矣。

加味凉膈散<small>瘟病主方。余治瘟病，双解、凉膈愈者，不能计其数。若大头、瓜瓢等瘟危在旦夕，数年来此二方救活者百余人，真神方也。按：里证多者宜此</small>

僵蚕<small>酒炒，三钱</small> 蝉蜕<small>十二个</small> 姜黄<small>七分</small> 黄连<small>二钱</small> 黄芩<small>二钱</small> 栀子<small>二钱</small> 苏薄荷<small>三钱</small> 大黄<small>三钱</small> 芒硝<small>三钱</small> 甘草<small>一钱</small> 竹叶<small>三十片</small> 连翘<small>三钱</small>

水煎，冲芒硝，入蜜、酒，冷服。

歌曰：

加味凉膈蚕姜黄，蝉蜕薄荷硝大黄，

芩连栀翘共甘草，竹叶三十性最凉。

若欲下之，量加硝黄；胸中热，加麦冬；心下痞加枳实；呕、渴加石膏；小便赤数加滑石；胸腹满加枳实、厚朴。

连翘、薄荷味薄而升浮，泻火于上；芩、连、栀、姜味苦而无气，泻火于中；大黄、芒硝味厚而寒咸，泻火于下；蚕、蝉清化，涤疵疠之气以解毒；用甘草者，取其性缓而和中也；加蜜酒者，取其引上而下导也。

增损普济消毒饮 太和年，民多疫疠，初觉憎寒，体重，壮热，次传头面肿痛，目不能开，上喘，咽喉不利，口燥舌干，俗名大头瘟。东垣曰：半身以上，天之阳也。邪气客于心肺，上攻头面而为肿耳。此经所谓邪中于上焦也

玄参三钱　栀子酒炒，二钱　大力二钱，炒研　桔梗二钱　陈皮一钱　黄连二钱　甘草一钱　僵蚕酒炒，三钱　蝉蜕十二个　大黄酒浸，三钱　枯芩三钱　板蓝根二钱，如无以青黛代之　连翘去心，二钱

水煎，入蜜、酒、童便，冷服。

歌曰：

普济大黄板蓝根，蚕蝉桔梗草玄参，

陈连栀翘芩力子，童便蜜酒共煎吞。

芩、连泻心肺之热为君，玄参、陈皮、甘草泻火补

气为臣，翘、栀、板蓝、蚕、蝉散肿消毒定喘为佐，大黄荡热斩关、推陈致新为使，桔梗为舟楫，载药上浮，以开下行之路也。

半表半里之剂并治瘟病有验，大黄加至三四钱者

增损大柴胡汤瘟病热郁腠理，以辛凉解散，不至远里而成可攻之证，此方主之，内外双解之剂也

柴胡四钱　黄芩二钱　黄连一钱　黄柏一钱　栀子一钱枳实一钱　大黄二钱　薄荷二钱　陈皮一钱　姜黄七分　僵蚕酒炒，三钱　蝉蜕十个　白芍一钱

呕加生姜三片。

水煎，入蜜五钱，酒一杯，冷服。

歌曰：

大柴胡用薄荷陈，解毒蚕蝉大黄停，

姜黄枳实并白芍，蜜酒冲服用最灵。

清下壮水之剂

黄连解毒汤大热干呕，谵语不眠者，此方主之

黄连一钱　黄芩一钱　黄柏一钱　栀子一钱

水煎，冷服。

歌曰：

黄连解毒是妙方，栀子一钱功甚强，

黄芩黄连与黄柏，水煎冷服保安康。

崔尚书曰：胃有燥屎，令人谵语。邪热盛极，亦令人错语。大便秘而错语者，承气汤；大便通而错语者，解

毒汤。

玉女煎 治少阴不足，阳明有余，水亏火旺。六脉浮洪滑大，干燥烦渴，头痛牙痛，吐衄者，此方主之

熟地五钱　牛膝一钱五分　煅石膏五钱　知母钱半　寸冬去心，三钱

水煎服。

歌曰：

玉女煎用熟地黄，石膏知母此为良，

牛膝麦冬共一处，水煎温服效非常。

熟地、牛膝补肾之不足，石膏、知母泻脾经之有余，而金则土之子、水之母也，麦冬甘以保肺，寒以清肺，所谓虚则补其母、实则泻其子也。

黄龙汤 治胃实失下，虚极热极，不下必死者

熟地三钱　当归二钱　洋参钱半　大黄酒浸，三钱　芒硝二钱　厚朴钱半　枳实一钱

水煎服。

歌曰：

黄龙汤用大承气，加上参归与熟地，

虚人热结攻不行，白水煎吞功更倍。

六味地黄汤 此所谓壮水之主以制阳光也

大熟地四钱　淮山①药二钱　枣皮②二钱　茯苓钱半　泽泻

① 山：原脱，据道光本补。
② 枣皮：即山萸肉。

钱半　牡丹皮钱半

水煎服。

下后虚极之剂

人参固本汤瘟病虚极热极，循衣撮空，不下必死者，下后神思稍苏，续得肢体振寒，怔忡惊悸，如人将捕之状，四肢厥逆，眩晕昏迷，项背强直，此大虚之证，将危之候也，此方主之

人参二钱　熟地三钱　生地二钱　白芍钱半　天冬去心，一钱　五味一钱　知母一钱　陈皮一钱　炙草一钱　麦冬去心，一钱

水煎，微温服，服后虚回，止复服。

歌曰：

人参固本生熟地，二冬五味芍药配，

陈皮炙草和知母，水煎微服大虚治。

按：此等证竟有延至十日外昏迷不醒，四肢冰冷，形如死人而心口微动者，以附子理中回阳渐苏，静养而愈，但不可多用、久用耳。记此以见神化这一端。

盖瘟病乃邪火燥证，人参为补元气之神丹，但恐偏于益阳，恣意投之，有助火固邪之弊，不可不知。世之庸工治瘟病用参，受害者不知凡几，病家只误一人，医家终身不悟，不知杀人无算，特书之以为滥用人参之戒。必如前证虚危之极方可暂用。

大复苏饮瘟病表里大热，或误服温补、和解药，以致神昏不语，形

如醉人，或哭笑无常，或手舞足蹈，或谵语骂人，不省人事，目不能闭①，名越经证；及误服表药而大汗不止者，名亡阳证

僵蚕_{酒炒，三钱} 蝉蜕_{十个} 当归_{三钱} 生地_{二钱} 滑石_{二钱} 人参_{一钱} 茯神_{一钱} 麦冬_{去心，一钱} 丹皮_{一钱} 炒栀子_{一钱} 黄连_{酒炒，一钱} 明天麻_{一钱} 枯芩_{酒炒，一钱} 知母_{一钱} 犀角_{一钱，刬末冲服} 甘草_{一钱}

水煎，冲蜜、酒服。

按：越经者，伤寒传变只足三阳三阴六经而不及手三阳三阴六经，此则越足六经之外而热入于手少阴心经也。陈莱章曰：热入心经，凉之以黄连、栀子、犀角；心热移于小肠，泻之以滑石、甘草；心热上逼于肺，清之以芩、知、麦冬。然越经而传于心，与夫汗多而亡阳者，皆心神不足也。故又入人参、茯神以补之，此即导赤泻心各半汤也。加天麻，湿绵包煨，切片，酒炒，使之开窍以定其搐。如无其证，天麻可不用。再加归、地、丹皮和血凉血以养其阴，仍用蚕、蝉以清化之品以涤疵疠之气耳。

瘟病杂证诸方

痞满胀痛熨法

生姜 葱白_{等分} 生白萝卜_{加倍，如无用子}

约共一二斤，捣碎，炒热，白布包，作饼，熨胸前结胸处，并治一切痞满胀痛，皆愈且速。

---

① 闭：原作"开"，据道光本改。

犀角大青汤治斑出心烦，大热错语，呻吟不眠，或咽喉不利

犀角二钱，磨汁　大青①或以青黛代之　玄参各三钱　升麻一钱　枯芩一钱　黄连一钱　栀子二钱　黄柏一钱　甘草五分

或加僵蚕三钱，蝉蜕十个，便秘加大黄。

水煎，入犀角汁、童便，冷服。

犀角地黄汤瘟病胃火热甚，衄血、吐血、咳咯血者，盖咯衄行清道，吐行浊道，以喉通天气、咽通地气也。循经之血走而不守，随气而行，火气逼迫，故随经直犯清道，上脑而出于鼻则为衄，从肺而出于咽者则为咳咯。其从胃中者，为守荣之血，守而不走。胃虚不能摄，或为火逼，故呕吐，从咽而出也。衄血之热在经，吐血之热在府。伤寒衄血为表热，瘟病衄血为里热。《内经》曰：心移热于肺则咳嗽，出血，便血，蓄血如狂，漱水不欲咽。伤寒便血为传经热邪，瘟疫便血为里热。蓄血在上则善忘，在下则如狂，漱水而不欲咽，热在经，里无热也。蓄血发燥而不渴，故虽漱水而不欲咽。海藏曰：凡血证多不饮水，惟气证则饮水。经云：阳明口燥，漱水而不欲咽者，必衄。伤寒当发汗而不发汗，邪热妄行，逼血外出，故见此证。及阳毒发斑，热甚伤血，发于皮肤，见红点者为疹，如锦纹者为斑。伤寒不当下而下，热毒乘虚入胃则发斑疹。瘟病当下而不下，热留胃中亦发斑疹。又妇人血崩赤淋，以火盛故致之，此并治之。大小失血，亦可加减用之

怀生地六钱或七八钱　杭芍四钱　牡丹皮三钱　犀角三钱

水煎，入犀角汁服。瘀血甚者，加大黄二钱以行之。

凡用药有犀角，须磨汁冲服更佳。

或怒致血，或热极如狂，加柴胡平少阴、厥阴之火，加枯芩泻上中二焦之火，加栀子通泻三焦之火也。

---

① 大青：即大青叶。

生地甘寒，凉血以滋肾水；丹皮苦寒，泻血中之伏火；犀角大寒，解胃热而清心火；白芍酸咸，和阴血以散肝火，以其平诸经之僭逆也。

地榆散治瘟病热毒不解，日晡壮热，腹痛，便利脓血，甚如烂瓜肉、屋漏水者

地榆根三钱　当归四钱　白芍四钱　枯芩二钱　黄连二钱　建栀炒，二钱　犀角二钱，磨汁　薤白四钱，如无以韭白代之

水煎，入犀角汁，冷服。

歌曰：

地榆散用当归芍，芩连栀子犀角末，

薤白四钱共熬煎，瘟病下痢自安乐。

蟾蜍方瘟病发斑疹，用双解散加紫背浮萍或重加石膏、大黄、芒硝，未有不出者。如身出而头面不出，此毒气内归，危候也，急以此治之

大蟾蜍一个，捣和新汲水，去渣，痛饮之，斑疹自出而愈。

蟾蜍心若瘟病有久而甚者，烦躁昏沉，只用蟾蜍心三个，捣，和水饮一二次，定心安神而病去矣。勿以为微而忽之。

白虎汤瘟病表里俱甚，口渴引饮，脉洪者，此方主之

石膏八钱，生　知母三钱　生甘草钱半　粳米二钱　竹叶三十片

水煎，冷服。

玉枢丹一名紫金锭，主治暴中杂气，病昏晕欲倒，如霍乱吐泻，绞肠痧，青筋胀，心腹痛胀，诸般危证，并一切山岚瘴气，不服水土。解诸毒，疗诸疮，利关窍，通百脉，百病尽，皆奇效

山茨菇洪山出者，洗去毛皮，焙，三两　川文蛤焙，二两　红

芽大戟_{去骨，焙，二两}　千金子_{用鲜，去壳，去油，一两}　朱砂_{三钱}
明雄黄_{三钱}　麝香_{三钱}

　　上七味，称准，合研匀，于石臼内渐加糯米浓汁调和，燥湿得宜，杵千余下，以光润为度，捏成锭。每锭重一钱，每服一锭，病甚者连服二锭，取通利后以稀粥补之。

　　此锭治一切饮食药毒及吃自死牛马猪羊等肉菌毒，并山岚瘴气、烟雾等证，昏乱猝倒，或生异形之状，用凉水磨服。

　　天行瘟疫，沿街遍巷传染者，用桃根汤磨浓，抹鼻孔，次服少许，方入病家，永不传染。

　　阴阳二毒，瘟疫痧胀，或狂言乱语，或胸肿，并咽喉肿，耳肿，头面肿，俱用薄荷汤待冷磨服。

　　痈疽发背，对口天泡，一切无名肿毒，注节红丝，疔疮，诸恶疮等证，及诸风瘾疹，久痔红肿，阳梅结毒，俱用无灰酒磨服，外用凉水磨涂，日夜数次，觉痒即消。溃烂者，亦可稍减。

　　牙疼，酒磨涂痛处，仍含少许，良久咽下。

　　男妇急病，痴邪奔走，叫号失志，狂乱羊痫等风，石菖蒲煎汤磨服。

　　心胃痛及诸般气痛血痛，并赤白痢，泄泻，急痛，霍乱，绞肠之类，俱用姜汤磨服。中风，中气，中痰，口眼歪邪①，牙关紧闭，语言謇涩，筋股挛缩，骨节风肿，偏身疼痛，行步艰难，酒磨，顿热服。

风②犬毒蛇，涧溪诸虫伤人，及注遍身毒气伤里，命在旦夕，俱用酒磨服，外以水磨涂之，再服葱汤，汗出即愈。

年深日久，头胀疼，偏正头风，瘟病后毒气流注脑门作胀者，俱用葱酒磨服，仍磨涂太阳穴上。

小儿急惊风，五痫，五疳，黄疸，用薄荷汤磨，加蜜调服。

小儿胎毒，百日内皮塌肉烂，谷道、眼眶损者，凉水磨服并磨涂。

妇人经水不通，红花汤下。

传尸劳瘵③，诸方不效，一方士指教服此，早晨磨服一锭，至三次后逐下恶物尸虫异形怪类而愈。

一女痨瘵，为尸虫所噬，磨服一锭，片时下小虫十余条，后服苏合香丸，其病顿失，调理月余而安，真济世卫生之灵丹也。

拨正散治杂气为病，阴阳毒，痧胀，及一切无名肿毒恶证，并食厥、痰厥、气厥皆验

荜拨④二钱　雄黄二钱　火硝二钱　冰片五厘　麝香五厘

---

① 邪：通"斜"。

② 风：通"疯"。

③ 传尸劳瘵：病名。因相互传染所致。症见寒热盗汗，咳嗽咯痰，咯血，疲乏消瘦，饮食减少，泄利，腹部有块，遗精，白浊或经闭等。

④ 拨：通"荜"。

上为细末，男左女右，吹入鼻中即苏。

柴胡养荣汤治瘟病后邪热不退

柴胡三钱　枯芩二钱　陈皮一钱　甘草一钱　生地二钱
花粉二钱　当归二钱　白芍钱半　知母二钱　僵蚕酒炒，三钱
蝉蜕十个　大枣二枚

水煎，温服。

此方去当归、生地名柴胡清燥汤。数下后余热未尽，邪与卫搏，故热不能顿除，宜服此方。

安神养血汤治愈后劳复发热

白茯神　枣仁　当归　志肉　桔梗　白芍　生地　陈皮　甘草　元眼肉

当归导滞汤治病后痢病。按：《尊生》归、芍三倍，莱菔子一倍，余俱用三钱。炙草用生者，临证酌之

当归一两　白芍一两　枳壳二钱半，炒　槟榔二钱　炙草二钱　前仁二钱，炒研　莱菔子四钱，炒

水煎服，蜜、酒引，红痢加桃仁。

此方之奇，全在当归、白芍。盖泄泻忌当归之滑，而痢疾最喜其滑也。白芍味酸，入肝以和木，使木不侵脾土。枳壳、槟榔消逐湿热之邪，车前分利其水湿而又不耗真阴之气，莱菔辛辣除热，祛湿宽胸，又能上通下达，消血利气，使行于血分之中，助当、芍以生新血而涤荡其瘀血也。加甘草、蜂蜜以和中，则又无过烈之患。奏功之神，实有妙理耳。热加黄连二钱，枯芩二钱，日夜无度或

里急后重者，加大黄、木香。瘟病后痢疾，加炒僵蚕、蝉蜕。余尝治瘟疹痢甚危者，加银花一两至四两，屡效。

又有疫痢传染此方不应者，改投疫痢方，用苍术一两，防风、白术、白芍、羌活、豆豉一钱，效。

愈后调治诸方

太平圆酒 _{治瘟病愈后，元神未复，腰脚无力，浑身酸软者，此方主之}

糯米酒糟_{晒干，炒黄为末}，二两四钱，主消食，除冷气，杀腥气，去草菜毒，润皮肤，调藏府，和血行气止痛。

红曲_{即红米子，陈久者佳。炒黄黑色，为末}，二两四钱，主健脾消食，养阴滋血。

六神曲_{陈久者佳，炒黄黑色，为末}，四两八钱，主健脾，养胃，化谷消食。

小麦麸_{去净面筋，晒干，炒黄黑色，为末}，四两八钱，主天行瘟毒，热极发狂，发斑疹，大渴者，又能调中养气，健人生力，助五脏，除烦闷，利小肠。麦乃养心之谷，属火；而麸则能退热与胸膈之热。盖取同气相求，亦从治意也。

白僵蚕_{白而直者佳，酒炒黄色为末}，八钱，蝉蜕_{为末}，八钱，加枳壳。

木通_{消食滞、饱闷，服散亦妙}。

上六味，研匀，水丸，每服一两，以黄酒三两、调蜜一两送下。隔二日，如法再服，如是三次，开胃进食，健人生力，只十余日，如无病一般，因名为太平圆酒。

产后瘟病方治产后大热神昏，四肢厥逆，谵语或不语等证。若发狂，燥结，量加大黄、芒硝。《内经》曰：热淫于内，治以咸寒，佐之以苦。又曰有病则病受之是也

三合汤此本生化汤、小柴胡汤、清凉汤加减而为一也，故名

当归酒洗，八钱　川芎三钱　红花酒洗，一钱　黄芩三钱

僵蚕酒炒，三钱　蝉蜕十二个　丹皮三钱　柴胡四钱　栀子三钱

银花三钱　皮桃仁炒研，一钱　生甘草一钱　泽兰叶三钱　益①

母草五钱，去老梗

水煎，入蜜、酒、童便和服。

小儿瘟病方凡治瘟病，皆可随证酌用

加味太极丸《瘟疫②论》原方：蝉蜕、竺黄五钱，大黄三钱，胆星五钱，冰片三分，有麝香三分，端午日修，朱砂为衣，姜汤化下。此稍异

白僵蚕酒炒，三钱　蝉蜕一钱　胆星一钱　冰片一钱　大黄

四钱　姜黄三分　竺黄一钱

共为末，糯米浓汤和为丸，如芡实大，冷黄酒和蜜泡化一丸，冷服。愚按：天竺黄难得，以竹沥代之亦可，蜜丸亦可。

涤疫滋生汤治瘟病时气甚效，可时尝饮之

即自己尿也。

---

① 益：原作"父"，据道光本改。
② 疫：原作"病"，据道光本改。

避瘟方

用贯众长浸水缸中。

简便方治大头瘟此方并治喉肿咽痛，甚效

吴茱萸捣烂，醋涂，和敷脚心即消。

简便治瘟方汉阳进士黄亮梦神传此方，治瘟疫果救多人

用小便一碗，姜汁一钟，同煎一滚服。

疗时疫者，服大黄良陈宜中从梦中得此方，神人语曰：天灾流行
多死于疫，惟服①大黄者生。

治呃逆胸痞等方

白乌骨鸡，从胸破开，覆病人胸前，罨②之即愈此等害
命救人之方，可不必习。

又方：将鸡干摘去毛，破开，去肠屎，刀切烂，铺病人心上，治湿热发
黄，昏沉不省人事，死在须臾者，少顷即活。

避邪丸

明雄一两　　鬼箭③二两　　赤小豆二两　　丹参二两

上四味，共为末，蜜丸梧子大，每服五丸，温水下。
服后虽与病者同床共被，亦不能染。

又方

用雄黄末抹鼻，或饮雄黄酒亦可。

---

① 服：原脱，据道光本补。
② 罨（yǎn 眼）：覆盖。
③ 鬼箭：药名。出自《日华子本草》。破血通经，杀虫。主治经闭，产
后瘀滞腹痛，虫积腹痛等症。

又方

将初病人衣服蒸之，亦不传染。

备用诸方

大承气汤阳明病，痞满燥实，兼谵语，烦渴，便秘，腹痛，此方主之

大黄酒浸，三钱　厚朴姜汁炒，一钱　枳实麸炒，一钱　芒硝二钱

水煎服。

小承气汤阳明病，心腹胀满，潮热狂言而喘，此方主之

大黄酒浸，二钱　厚朴姜汁炒，二钱　枳实麸炒，一钱

调胃承气汤阳明病，不恶寒反恶热，大便秘，无胸胀痞满者，此方主之。病后犹有坚结者，亦用此方以主之

大黄酒浸，三钱　芒硝三钱　炙草二钱

水煎服。

桃仁承气汤瘟病去桂枝，伤寒加桂枝

桃仁连尖皮，十五粒　大黄酒浸，四钱　芒硝二钱　炙草一钱

水煎，冲硝服。

泻心汤

黄芩一钱　黄连一钱　大黄二钱

捣碎，麻沸汤泡之，去渣服。

增损代抵当丸

大黄酒浸，四两　芒硝一两　甲珠一两　夜明砂①酒炒，一两

---

① 砂：原作"沙"，据道光本改。

莪术一两，醋炒　红花酒洗，七分　当归酒浸，一两　桃仁七十个，另研　丹皮一两　牛膝一两

蜜丸，姜汤下，或用解毒汤下。

百合汤治百合病

百合七个，劈破，以泉水浸，别用泉水五碗，煎取一碗半　生地三两，用泉水五碗煎取一碗半

二汁合一处服，大便下恶物即止。

三甲散治主各交浑病

鳖甲酥炙，一钱　龟甲酥炙或醋炙　山甲土炒，五分　僵蚕生用，一钱　蝉蜕五分　牡蛎粉五分，咽燥不用　当归五分　白芍五分，酒炒　䗪虫俗名土鳖，又名地乌龟。捣烂，入酒，取汁同服

水煎，去渣，一入䗪汁服。

加减附后：或素有老疟，或瘅疟者，加何首乌一钱，怀牛膝一钱，胃弱欲作泻，宜九蒸九晒；若素有郁痰者，加贝母一钱；咽干者，加知母、花粉各五分；素有老痰者，加栝蒌二钱，呕则勿用；有内伤瘀血者，倍䗪虫，如无此物，用桃仁泥一钱、干漆炒烟尽五分代之。

小柴胡汤瘟病用之多不用参。时医乃多用玄参以为佳

柴胡四钱　枯芩二钱　法夏二钱　甘草一钱　生姜一钱　人参一钱　大枣二枚

水煎服。

黄连犀角汤治狐惑证，咽喉声嗄①，此方主之

---

①　嗄（shà 煞）：嗓音嘶哑。

黄连酒炒，二钱　犀角二钱，磨汁　乌梅三个　木香三分，磨汁

水煎，黄连、乌梅去渣，入犀角、木香汁和服。

雄黄锐丸治狐惑，虫食肛脏

明雄、黄连、苦参、青葙子各等分

共研末，艾汁丸如枣核大，绵裹纳谷道中。

补阴益气煎补中益气之变方也。景岳云有腾云致雨之妙

熟地三五八钱　全归二三钱　山药炒，二钱　陈皮一钱　人参一钱　柴胡一钱　生姜二钱　炙草一钱　升麻五分，火上浮者不用

水煎服去升麻、柴胡、人参、陈皮、生姜，加炮姜，名理阴煎。治天一无根不足之证。

栀子厚朴汤重加神曲，治食复证

栀子姜汁炒　厚朴姜汁炒　枳实各等分　神曲重加

水煎服。

人参三白汤加柴胡三钱，名参胡三白汤

白术土炒，二钱　人参二钱　云苓三钱　白芍酒炒，三钱　大枣二枚　生姜二钱

水煎，温服。

此方纯平调内，若参胡三白汤，参为君，佐白术以培太阴之母，白芍以滋厥阴之血，茯苓以清少阴之水，生姜助柴胡以散表邪，大枣助参补元气，信为大病后调理之神剂。若荣卫不和，去柴胡，加桂枝；口渴心烦，加寸冬、五味，辅人参生津止渴；心下痞，加黄连、枳实泻心；不

得卧，加竹茹，泄太阴之热，如无表热，并去柴胡，即人参三白汤矣_{按：瘟病桂枝慎用。}

五福饮_{凡五脏血气亏损者，此方能兼治之，足称王道之剂}

人参_{补心，随宜用}　甘草_{补脾，蜜炙，一钱}　熟地_{补肾，三钱至}一两　当归_{补肝，二钱至七钱}　白术_{补肺，米泔浸，土炒二钱至五钱}

水煎，温服。或加生姜。

凡血气两虚证以此为主。或宜散者，加升麻、柴胡、荆芥、防风；宜温者，加干姜、肉桂、附片；宜清者，加栀子、青蒿、地骨皮之类。左右逢源，无不可也。原方加熟枣仁二钱，志肉一钱，名七福饮，治气血两虚而心脾惟甚者。按：此泛论，非言瘟病也。

茵陈蒿汤_{治发黄斑}

茵陈蒿_{二钱}　栀子_{三钱}　大黄_{酒浸，五钱}

水煎服。

又：补遗诸方_{按：补方系治瘟疫误治而成坏证者}

代天靖疫饮子第二方_{《二分晰疑》中本三方，《条辨》录其第二，即清化汤是也}

陈皮_{六分}　丹皮_{一钱}　黄连_{一钱}　黄芩_{一钱，炒}　黄柏_{一钱}骨皮_{一钱}　车前_{一钱}　木通_{一钱}　僵蚕_{酒炒，三钱}　蝉蜕_{十个}神曲_{二钱}　当归_{二钱}　桔梗_{一钱}

水煎，入蜜、酒服。

一人于四月间因著恼患疫，憎寒壮热，头重，遍身痛，因误服发汗药，病加重。服此一剂而瘟疹现，连进四服全愈。

第三方

川连一钱　当归三钱　丹皮二钱　生地三钱　僵蚕炒，三钱蝉蜕一钱　木通二钱　车前一钱　神曲三钱　红花八分　桔梗一钱　枯芩一钱

水煎，入蜜、酒、童便服。

一人患瘟，因误服防风通圣散、葛根、小柴胡汤发汗和解等药，延至半月，病热危甚，浑身壮热，目赤，谵语，手足抽搐，服此两剂全愈。

清心祛疫饮子第二方原本此亦三方，《条辨》录其第二，即神解散是也

川连一钱　僵蚕酒炒，三钱　蝉蜕十个　白附子一钱　陈皮一钱　丹皮一钱　当归二钱　车前一钱　木通一钱　神曲炒，三钱　桔梗一钱　甘草五分

水煎，入蜜、酒服。

一人患疫，憎寒壮热，心痛，呕吐，发狂谵语，昏不知人，因误服解肌发汗药，与此一剂而安，再服全愈。

第三方

川连一钱　当归一钱　生地二钱　丹皮二钱　生黄芪二钱红花一钱　泽兰二钱　蝉蜕五个　僵蚕酒炒，三钱　桔梗二钱神曲炒，三钱　枯芩炒，三钱　甘草三钱

蜜、酒同煎服。

一妇患疫四十余日，憎寒壮热，头晕，四肢无力，干呕，用此方愈。

一妇年五十有孕五月矣，患疫，内热，身头痛，作呕，病势甚危，亦用此方，不得谓蝉蜕为孕妇禁忌之药，有病则病受之也，何曾动胎。

又涤热四方

一方用大梨切片，入清水中浸多时，去渣饮汁，即梨浆也

一方用芦竹笋或叶煎服，或入叶同药煎

一方用藕捣取汁，入蜜服一碗

一方靛青一茶匙，以新汲水调服效

按：此四方固佳，然时医每用六一散或益元散、碧元散、鸡苏散，新汲井水冲服二三钱，其效甚捷，不可不知。

清燥养荣汤治数下后阴亏，津液不生，目涩，舌干口燥者。以下三方本吴又可先生《瘟疫①论》原方

知母二钱　花粉二钱　当归二钱　白芍三钱　生地三钱

陈皮一钱　甘草八分

灯心二十茎为引。

承气养荣汤治下后里证犹在，热渴未除者，脚肿皆效

知母　当归　白芍　生地　大黄　枳实　厚朴

水煎服。

人参养荣汤此方乃吴氏增减者，原方无麦冬、知母，有茯苓、远志、

---

① 疫：原作"病"，据道光本改。

桂心、白术

人参　麦冬去心　北五味　当归　白芍　生地　知母
陈皮　黄芪　甘草

瓜贝养荣汤治下后痰涎涌，胸膈不清者，此证忌用参、术

知母　当归　白芍　瓜蒌　贝母　花粉　苏子

参归养荣汤治下后反痞

人参一钱　法夏二钱　生地二钱　熟地三钱　大枣二枚
炮姜三钱　炙草一钱　白芍炒，钱半　当归三钱

水煎服。

果是虚痞，一服其痞如失。若下后仍潮热，口渴，脉
洪大有此数证者系实痞而实痞者投之，祸不旋踵。须详脉与他
证，果是虚痞，方可投此方。

二圣救苦丸本《古今医鉴》《良朋汇集》等书，此亦治疫表里双解
之剂，屡效

大黄酒，二两　牙皂一两，炙，去皮弦

共为细末，熟面糊为丸，如绿豆大，每服四十丸，绿
豆汤放冷送下，得汗而愈一云每服二钱，临证酌用。

五瘟丹治四时瘟疫流行，并治诸疟热证

黄连　黄柏　黄芩　栀子　大黄　紫苏　香附

丸如弹子大，朱砂为衣，同雄黄末，再贴金箔。每服
一丸，凉水磨①服，神效。

鳖甲散治伤寒八九日不瘥，名坏伤寒，诸药不效。按瘟病十数日后，

---

① 磨：原作"櫔"，据道光本改。

邪热不解，表里未清，诸药不效而为坏证者，亦宜用此方救。故复录此以备酌用之

鳖甲　升麻　前胡　乌梅炒研　黄芩　犀角　枳实各七分　生地一钱　甘草五分

水煎服。

一方用

黄丹　胡椒　白矾各一两　马蜂窠五钱，一方无此味

共为细末，每用二三钱，以老葱共捣成膏，男左女右，手捏住，对小便处，即时汗出效。

又方

大黄三钱　芒硝三钱　胡椒每岁一个

共捣，如泥丸，服用葱汤引，或男左女右，手捏丸，对下阴处，或夹腋下，汗出即愈。

按吴氏曰：瘟病汗解在后。若战汗不得及，一应汗解而不得汗者，故录二方以备酌用，亦未始非正治之一法也

魁按：战而不汗者可用独参汤助之，覆杯则汗解矣。

附：治诸瘟六方

加味败毒散治捻头瘟，其证咽喉肿痹，失音，汤水不下，危在旦夕。
魁按：此方配合甚妙，必能取效，但不知白银朱是何物，疑是枯白矾

羌活一钱　前胡一钱　荆芥穗钱半　大力钱半　枳壳一钱玄参三钱　马勃一钱　桔梗三钱　黄芩二钱　射干二钱　薄荷一钱　僵蚕五分　人中白三钱

如药不便，急用谷心刺鼻孔出血，更用针刺少商穴，

穴在大指指甲后一韭叶许向外处，左右皆可刺。更用白银朱、冰片等分，研末吹喉中，令吐出痰涎后服药魁立一方名三仙散，似可吹用。方用白矾、火硝、明雄共末，吹之。

槟芍散治血痢瘟，其证腹痛，下痢，便脓血，如痢，日夜无度

生大黄三五钱　白芍二三钱　枳实钱半　槟榔二钱　厚朴一钱　金银花五钱　人中黄三钱

陈壁土为引。

生犀角饮治瓜瓢瘟，其证胸高胁起，呕汁如血，气喘

犀角汁一盏　黄连三钱　瓜蒌三钱　苍术一钱　人中黄三钱

陈壁土引。大便闭加大黄三五钱，虚加人参。

三黄汤治杨梅瘟，其证遍身紫块如疮疹

大黄三五钱　黄连二钱　人中黄二钱　赤芍三钱　丹皮二钱滑石二钱　玄参三钱　生地三钱　甘草一钱

大渴饮冷者，加生石膏五六钱，葛根二钱。

人中黄散治疙瘩瘟，其证发块如瘤，遍身走痛，危在旦夕

人中黄一钱　朱砂钱半　雄黄钱半　薄荷一钱　桔梗一钱甘草一钱

大便闭加大黄。

犀角饮治锦霞瘟，其证浑身斑疹成片，痛痒异常

犀角一钱　大力三钱　荆芥二钱　防风钱半　赤芍三钱生地三钱

大渴饮冷，加石膏五八钱，葛根二三钱。

又附：治小儿葡萄瘟方此证受疠疫之气，郁于皮肤，凝结而成大小青紫斑点，状若葡萄，发于浑身，惟腿胫居多，甚则邪毒攻胃，以致牙龈腐烂，臭味，出血，状若牙疳，而青紫斑点其色反淡，久则令人虚弱。初宜服羚羊角散，久虚者宜服胃脾汤，米泔水漱口。以非疳散日擦四五次即效。近见中年之人亦患此证，治法同

羚羊角散

羚羊角　麦冬　黄芩　知母　大力　玄参　防风各三钱甘草一钱　竹叶十片

食远服。

胃脾汤

焦术　远志　麦冬　沙参　茯神　陈皮各八分　五味五分　甘草炙，五分

非疳散

羚羊角　人中黄煅　文蛤

为细末，米泔水漱口后抹此药。

按：瘟病一门创于仲景，遗失于汉魏，晦乱于叔和。至吴氏始发明，陈氏提纲握要，杨氏复为条辨而详论之，其义乃重明于今日。愚之此书，尽信述而窃取之，其中间有去取运用不同者，特欲明白简易，昭人心目，非敢妄作聪明，私心自用也心斋又识。

校注后记

《寒瘟条辨摘要》刊刻于清嘉庆十六年（1811），乃一部详辨瘟疫与伤寒之专著。今就校注过程中小有发现之处，粗陈浅见，谨请教于同道。

一、作者生平

吕田，字砚平，一字心斋，号春圃，河南新安县人。约生活在乾隆、道光年间。据咸丰九年己未曲沃裴氏刻本《刻瘟疫条辨摘要·序》记载，吕田"学问人品乃洛西冠"，是道光元年恩贡，同时"兼邃于医，病多奇方，方多奇中"，其传记见《中州先哲传·文苑》吕肃高传附。著作有《澹成轩文稿》《四书书仁汇集》《读书摘要》《诗韵辨字正讹》《切己录》《瘟病条辨摘要笺》《天花精言绪余》，以上 7 种见于《中州艺文录》卷二十四。

二、版本考证

《中国中医古籍总目》中收录本书的版本较多，达二十余种，然经考证实属三个版本系统：①嘉庆十六年辛未新繁沈氏刻本。②道光四年甲申刻本，咸丰、同治、光绪年间的刻本均属道光四年本的重刻本。③咸丰七年丁巳蜀西天山水氏刻本。现将各版本信息详列于下：

（一）清嘉庆十六年辛未新繁沈氏刻本

清嘉庆十六年辛未新繁沈氏刻本（简称"嘉庆本"）乃《寒瘟条辨摘要》的初刻本，该本无序，无跋，半页10行，行23字，小字双行字同，白口，四周双边，单黑鱼尾，收藏印章两枚，无牌记，佚名圈点、批校。该本开篇即为"寒瘟条辨摘要引言"，随后详列瘟病与伤寒在根源、证治及脉诊的区别，指出瘟疫乃"杂气"所致，临证"以辨证为要"，"无正发汗之理"，并精采治瘟疫之以升降散为首诸方，方后并附歌诀。

（二）道光四年甲申刻本

继嘉庆十六年辛未新繁沈氏刻本后，道光四年甲申刻本（简称"道光本"）乃刊刻时间最早的版本，该本封面有"道光四年新镌"、"慎术堂藏板"字样，经吕心斋后人编次，山西曲沃裴念谟捐梓，其子裴璁校对而成。内容完整无缺，字迹清晰，印刷精美，较嘉庆本多"刻瘟疫条辨摘要序"，目录、正文编排顺序及内容与嘉庆本有诸多不同之处，增补有"附治捻颈血痢瓜瓢杨梅疬左足右苔锦霞诸瘟六方""又附葡萄疫症治"及"又附治每年四时外感内伤经验良方"等内容，且方后无歌诀。咸丰九年本较道光本增洪氏兄弟刊印自序及"苦心寄劝重印广传小序"，正文内容及版式与道光本同。经考证，清同治一年壬戌陕西韩城师长怡刻本世恩堂俗吏藏板、清同治十年愿学堂藏板、清光绪十一年乙酉温州府署博古斋刻本、清光绪十二年丙戌常德府善堂刻本、清光绪十五年己丑浙江书局刻本、清光绪二十二年丙申潮州刻本、清光绪三十年甲辰澄斋刻本精读龙光斋穆氏藏板、清光绪三十年甲辰京都恽氏刻本等皆为道光本的重刻本。

（三）咸丰七年丁巳蜀西天山水氏刻本

通过对《中国中医古籍总目》中收录的咸丰七年丁巳蜀西天山水氏刻本进行考察，发现该本开篇为"寒温条辨序"，该序在其他版本中均未见，序末署"光绪甲午仲夏月崇阳伯勋文"，光绪甲午为光绪二十年，而本书卷首有"咸丰丁巳新镌"牌记，显系光绪时书商拼凑而成，已非咸丰七年本原貌，故未选用。

（四）其他版本

清同治七年戊辰宋光祚刻本、清光绪福文堂刻本经实地考证佚失。清刻本无序，开篇即为"瘟疫条辨引言"，目录、正文内容及编排顺序与道光本同，但正文首页较道光本无"山西曲沃裴念谟子猷捐梓"等字样。董迈圣抄本乃手工抄录而成，字迹不甚清晰，品相一般，故未选用。1941年上海医学书局铅印本，经调研证实并无该藏本，但有据清光绪二十六年庚子仲春厦门五山奇顶倍文斋代刊印本，《中国中医古籍总目》未记载，本书为铅印本，内容与清光绪十五年浙江书局刻本同，但文后又附"治鼠疫传染良方序""鼠疫原起"等内容。

总 书 目

本　草